V&R

Jochen Schweitzer

Ich hätte da noch eine Idee …

Persönliche Geschichten aus 45 Jahren Systemischer Therapie und Beratung

Vandenhoeck & Ruprecht

Mit einer Abbildung und einer Tabelle

Bibliografische Information der Deutschen Nationalbibliothek:
Die Deutsche Nationalbibliothek verzeichnet diese Publikation in der Deutschen Nationalbibliografie; detaillierte bibliografische Daten sind im Internet über https://dnb.de abrufbar.

Umschlagabbildung: Robert Delaunay, »Schraubenlinie« (1923)/akg-images

Satz: SchwabScantechnik, Göttingen
Druck und Bindung: ⊕ Hubert und Co. BuchPartner, Göttingen
Printed in the EU

Vandenhoeck & Ruprecht Verlage | www.vandenhoeck-ruprecht-verlage.com

ISBN 978-3-525-40863-6

Inhalt

1 Welche Geschichten werden hier erzählt?

Bevor ich die Frage beantworte, möchte ich eine kleine Begebenheit schildern. Vor vielen Jahren sagte am Ende einer langen Besprechung, als ich noch allerletzte Verbesserungsvorschläge unterbreiten wollte, ein Kollege in langsamer melodiöser schweizerdeutscher Aussprache zu mir: »Herr Schweitzer, mich graust es vor Ihren guten Ideen!« (Das Verb »graust« sprach er besonders gedehnt aus.) In ähnlicher Form habe ich diese Rückmeldung in meinem Arbeitsleben wiederholt zu hören bekommen: Dass meine Ideen, besonders die am Ende von Besprechungen noch schnell vorgebrachten, zwar oft als kreativ, inspirierend oder »angemessen ungewöhnlich« geschätzt, aber ihre Umsetzungschancen skeptisch beurteilt und der Aufwand für ihre Durchführung als (zu) hoch eingeschätzt werde, insbesondere der Aufwand für meine Kooperationspartner. Diese Fremdbeschreibung lege ich ohne weitere Erläuterungen dem Haupttitel dieses Buches zugrunde.

Nach über vierzig Jahren in vielen Sektoren der Systemischen Therapie und Beratung beende ich derzeit sowohl aus Alters- wie auch aus Gesundheitsgründen mein Berufsleben. Wie es der Zufall will, entspricht die Zeitspanne meines beruflichen Wirkens nicht ganz, aber beinahe exakt der Werdens- und Wirkungsgeschichte der Systemischen Therapie im deutschsprachigen Raum. In diesem Buch erzähle ich jene Geschichten der Systemischen Therapie, die ich selbst erleben und zuweilen mitgestalten durfte – in verschiedenen passiven und aktiven Rollen. Ich erzähle diese Geschichten also aus meiner Perspektive: so wie ich ihnen begegnet bin, sie erfahren, miterlebt, empfunden und bewertet habe. Eine solche Geschichtsschreibung ist naturgemäß selektiv und subjektiv, ohne Anspruch auf Vollständigkeit und Objektivität. Wer eine breiter und multiperspektivisch angelegte Geschichtsschreibung sucht, findet diese online in der »Systemischen Geschichtswerkstatt«, verfasst von einer hochkarätigen Arbeitsgruppe um den Kölner Sozialwissenschaftler Tom Levold (2022).

Warum aber braucht es dann noch *meine* Geschichten der Systemischen Therapie, wird sich so manche:r berechtigt fragen. Ich hoffe, jüngere Leser:innen können in ihnen nachverfolgen, auf welche oft zufällige, konflikthafte oder mühsame Weise viele der therapeutischen Praktiken, Theorien und Regelungen in der Welt der Systemischen Therapie und Beratung entstanden sind, die ihnen heute abgeschlossen und abgerundet erscheinen, als seien sie schon immer so gewesen. Ältere Leser:innen aus meiner Generation, auch noch ältere oder geringfügig jüngere finden hoffentlich ergänzend dazu Spaß daran, ihre eigene, vielleicht noch nicht niedergeschriebene Geschichtsschreibung der Systemischen Therapie und Beratung mit meiner Erzählung zu vergleichen und sich je nach Ergebnis über meine Darstellung zu freuen oder zu ärgern.

Dieses Buch steht auf dem Sockel von 45 Aufsätzen aus den Jahren 1980 bis 2019, deren wichtigsten Gedanken, Fragestellungen, Ergebnisse und Anekdoten ich in Kurzform exzerpiert habe. Ich habe sie in das Buch anhand zweier Fragen eingebettet: (1) Welche fachlichen Entwicklungen der gesamten Systemischen Therapie und Beratung werden in diesen 45 Jahren durch sie illustriert? (2) Welche Rolle haben sie bzw. das in ihnen Dargestellte in meiner eigenen beruflichen Entwicklung gespielt?[1]

1 Soweit ich aus meinen eigenen Publikationen zitiere, zitiere ich manchmal wörtlich (wenn mir auch heute keine bessere oder kompaktere Formulierung einfällt) und manchmal zusammenfassend oder paraphrasierend (wenn ich dadurch einen längeren Textteil besser oder kompakter zusammenfassen kann). Hätte ich jedes Mal kenntlich gemacht, ob ein Textteil wörtlich oder paraphrasierend zitiert ist, hätte

Sollte dieses Buch allen Altersgruppen seiner Leserschaft einen Eindruck von den teilweise enormen Entwicklungen, die die Systemische Therapie und Beratung in dieser Phase genommen haben, vermitteln, würde mich das freuen. Denn von diesen gab es einige! Viele neue Methoden und Ansätze, die noch bis vor Kurzem ausführlicher Begründungen bedurften, sind inzwischen fachlich zum Mainstream und Standard geworden. Dazu gehört auch (aber keineswegs so dominant und ausschließlich, wie es derzeit oft erscheint) die ambulante Systemische Therapie als krankenkassenfinanziertes Therapieverfahren, die zunehmend auch in Hochschulcurricula und Behandlungsleitlinien einen festen Platz einnehmen wird. Aber auch einige fachliche Merkwürdigkeiten in der psychosozialen Medizin und Sozialen Arbeit, gegen die ich zwischen 1980 und 1995 gern polemisiert habe, sind zu registrieren, von denen die meisten inzwischen glücklicherweise aus der Mode gekommen sind. Von manchem Unsinn, von dem ich und viele meiner Kolleg:innen in den 1980er und 1990er Jahren überzeugt waren, mussten und durften wir uns mit wachsender Erfahrung selbst verabschieden. Gleichzeitig stagniert aktuell weiterhin so manches, bleiben viele Widerstände gegen einen ökosozialen Ansatz in Psychotherapie, Sozialer Arbeit und arbeitsweltlicher Beratung zu überwinden oder nehmen punktuell auch zu.

Als roter Faden zieht sich durch die verschiedenen Abschnitte dieses Bandes der Gedanke: Die meisten psychosozialen Probleme sind eine »ungewollte Gemeinschaftsleistung« und bedürfen zu ihrer Lösung oder Linderung einer

das eine große und unübersichtliche Häufung solcher Hinweise nach sich gezogen, die die angenehme Lesbarkeit sehr beeinträchtigt hätte. Deshalb habe ich darauf verzichtet.
Aus Publikationen anderer Autor:innen zitiere ich in diesem Buch nur dort, wo es zum Verständnis einer Entwicklung erforderlich ist. Dort kennzeichne ich wörtliche Zitate als solche; alle anderen Referenzen sind Paraphrasierungen und Zusammenfassungen größerer Textteile.

»gewollten Gemeinschaftsleistung« (Schweitzer, 2014). Niemand ist ganz für sich allein depressiv, schizophren, delinquent, erziehungsunfähig, ausgebrannt, rivalisierend oder leistungsgemindert. Psychosoziale Probleme und ihre Lösung oder Linderung sind eingebettet in eine »Ökologie gemeinsamer (Miss-)Erfolge«.[2] Ihre Überwindung bedarf kooperativer Praktiken. Kooperation ist, auch bei gutem Willen aller Beteiligten, oft nicht einfach. Gemeinsame systemische Selbstreflexion (Schweitzer, 1998, S. 53 ff.) zwischen den Probleminhaber:innen (Patient:innen, Klient:innen), ihrem unmittelbaren Umfeld (Familie, Nachbarschaft, Kolleg:innen und Vorgesetzte) und den für sie tätigen psychosozialen Profis (Sozialarbeiter:innen, Psycholog:innen, Ärztinnen und Ärzte, Pflegekräfte, Coaches, Unternehmensberater:innen) ist oft notwendig und hilfreich, um kontraproduktive Beziehungsmuster in der Zusammenarbeit aufzulösen und wieder flüssig und leichtgängig zu machen. Unterbleibt solche Kooperation, dann weist das darauf hin, dass sie von einem oder mehreren der Akteure zumindest für sie oder ihn selbst nicht als lohnend erachtet wird (Schweitzer, 1998, S. 30 f.).

Ich hatte das Glück, oft an Stellen zu arbeiten, in denen Lösungen für seinerzeit ungelöste psychosoziale Probleme gefunden werden mussten. Hauptberuflich waren meine Stationen die Kinder- und Jugendpsychiatrie, die Psychosomatische Medizin, die Familientherapie und die Medizinische Psychologie. Als Supervisor und Projektentwickler durfte ich an Innovationen in der Jugendhilfe, der klinischen und der Gemeindepsychiatrie sowie der somatischen Medizin mitwirken. Etwa ab 1995 war ich mit Coaching und Team- bzw. Organisationsberatung in der Arbeitswelt beratend und forschend beschäftigt, zuletzt hauptsächlich mit der seelischen Gesundheit am Arbeitsplatz Krankenhaus. Als »Funktionär«

2 Diesen Slogan habe ich in Anlehnung an den deutschsprachigen Buchtitel »Ökologie des Geistes« (1981) formuliert.

in zwei Fachverbänden, einem Weiterbildungsinstitut und einem Bundesausschuss habe ich auch an der fachpolitischen Seite der Psychotherapie und speziell der Systemischen Therapie mitarbeiten dürfen.

***

Nun wünsche ich Ihnen, den Leserinnen und Lesern, nicht nur den jüngeren, möglichst viele Aha-Erlebnisse darüber, wie sich manche heute selbstverständliche psychosoziale Praktik erst sehr allmählich und oft aus der Kritik am früher Selbstverständlichen entwickelt hat – auch als Ermutigung, die bisher ungelösten psychosozialen Probleme mit zeitgemäß frischem Schwung anzugehen. Denn neue gute Lösungen werden heute genauso gebraucht wie in den letzten 45 Jahren.

2 Wie ich zur Familientherapie fand (ab 1976)

Studentische Suchbewegungen in Gießen

Mein Psychologiestudium, mit Jura als Nebenfach, habe ich von 1973 bis 1978 in Gießen absolviert, einer hessischen Universitätsstadt mit geringer ästhetischer und kultureller Ausstrahlung, aber mit zumindest damals dichten sozialen Beziehungen sowie viel sozialpolitischem Engagement unter den Studierenden. Wer dies beides suchte, landete in den 1970er Jahren oft in einer von drei sozialpolitischen Initiativen in den drei sozialen Brennpunkten der Stadt. Am prominentesten war der Eulenkopf, eine Siedlung an der gleichnamigen Straße, in der nach dem Zweiten Weltkrieg Behelfsunterkünfte für Flüchtlinge und Wohnungslose entstanden. Die durch Horst-Eberhard Richter, einem der damals öffentlichkeitswirksamsten und fortschrittlichsten Psychoanalytiker und Psychosomatik-Klinikchefs der BRD, bekannt gewordene »Initiative Eulenkopf« machte es sich zur Aufgabe, die dortigen Anwohner:innen in der Selbstorganisation ihres Lebens zu unterstützen. Richter hatte schon in den 1960er und frühen 1970er Jahren familientherapeutische Bücher verfasst (Richter, 1963, 1970) und sich dann zunehmend auch sozialpolitischer Themen angenommen. In seinen gesellschaftspolitischen Bestsellern, z. B. »Die Gruppe« (Richter, 1972) und »Lernziel Solidarität« (Richter, 1974), hatte Richter über die Arbeit der Initiativgruppe Eulenkopf geschrieben. Als SPD-Mitglied und als Freund des damaligen Sozialministers im sozialdemokratisch regierten Hessen einflussreich, versuchte er Psychoanalyse, Familientherapie und Gemeinwesenarbeit zusammen zu denken und zu praktizieren. Ich sah darin zu Beginn meines Studiums etwas zu viel Psychologisierung politischer Probleme und ging lieber zur Gießener »Projektgruppe Margaretenhütte«. Der Verein engagierte sich im sozialen Brennpunkt rund um das Gebiet der Henriette-Fürth-Straße. Die Initiator:innen strebten in der Praxis mehr »radikale Gemeinwesenarbeit« im Sinne von Saul Alinsky (1946/1969) an, in oft kritischer Konfrontation mit der herrschenden, in Hessen und in Gießen sozialdemokratischen Politik. Beispielsweise luden wir mit unzufriedenen Bewohner:innen der Siedlung eine defekte, seit Jahren nicht ersetzte Mülltonne als Symbol der Vernachlässigung des Wohngebiets Margaretenhütte durch die Stadtverwaltung, auf einen LKW, fuhren diesen vor die Stadtverwaltung und hielten dort eine Aufmerksamkeit erregende Demonstration ab. Die Gitarrengruppe des Jugendclubs intonierte dazu den »Müll-Container-Blues«, Schaulustige wurden zum Mitsingen eingeladen.

Obwohl ich politische Probleme nicht psychologisieren wollte, studierte ich zeitgleich dennoch (mit reichlich Ambivalenz) Psychologie und wollte später irgendeine Art von Psychotherapeut werden. Diese Spur führte mich zurück zu Horst-Eberhardt Richter, dessen Team 1976 erstmals eine Weiterbildung in »Psychoanalytischer Familien- und Sozialtherapie« anbot. Ich bewarb mich dafür, bekam aber keinen Platz – wie alle anderen Studierenden, da der Teilnehmerkreis anders als anfangs mitgeteilt auf Hochschulabsolvent:innen eingeschränkt wurde. Folglich musste ich weitersuchen. Der Fachbereich Psychologie, besonders Renate Frank, machte uns damals mit Kognitiver Verhaltenstherapie vertraut. Autodidaktisch und selbstorganisiert hatten wir uns zudem nach strukturierten Anweisungen aus einem Lehrbuch (Minsel, 1974) Grundzüge der klientenzentrierten Gesprächstherapie beigebracht. Mit beiden Ansätzen wurde ich nicht so richtig warm.

Auf in die USA

Da widerfuhr mir 1977 während eines Praktikums in der Kinderklinik der University of Maryland in Baltimore, USA, ein regelrechtes Erweckungserlebnis. In einem Workshop für »Psychology Interns«[3] über »Family Therapy« bekam ich in einem Rollenspiel die Rolle eines Kindes zugeteilt, das zwischen seinen verdeckt-konflikthaft interagierenden Eltern eingekeilt saß, die sich über die Erziehung dieses Kindes stritten. Der Therapeut forderte mich zu einem Platzwechsel auf, von »zwischen den Eltern« zu »gegenüber den Eltern« und damit zugleich neben den Therapeuten. Das fand ich toll, in meiner Rolle wie als Psychologiestudent: so handlungsorientiert und so nicht-vereinzelnd konnte Psychotherapie sein! Das wollte ich lernen, und noch auf der Rückreise vom Praktikum in Baltimore zum New Yorker Flughafen informierte ich mich in Philadelphia an zwei Klinikprogrammen (in der Philadelphia Child Guidance Clinic, geleitet von Salvador Minuchin, und im Hahnemann Medical College, geleitet von Iván Böszörményi-Nagy) über Möglichkeiten, dort nach dem Studienabschluss in Deutschland eine familientherapeutische Ausbildung zu machen.

Zurück in Gießen wählte ich im folgenden Herbst 1978 den »Gemeinsamen Rorschach-Versuch« nach Jürg Willi (1974) als Wahlthema meiner mündlichen Diagnostik-Diplomprüfung. Zugleich bewarb ich mich beim Deutschen Akademischen Austauschdienst (DAAD) um ein Jahresstipendium in den USA, um dort Familientherapie zu lernen.

In diesem meinem Amerikajahr absolvierte ich aufgrund einer ungewöhnlich unbürokratischen Absprache mit der Institutsleitung, bestehend aus Fred und Bernice Duhl (Duhl, Kantor u. Duhl, 1973), und dem DAAD von September 1979 bis

3 Psychology Interns sind Doktorats-Studierende der Klinischen Psychologie in ihrem letzten praktischen Jahr.

Juni 1980 am Boston Family Institute zwei Weiterbildungsjahre in einem – jeden Dienstagnachmittag und -abend das erste Kursjahr, jeden Donnerstagnachmittag und -abend das zweite Kursjahr. Montags, mittwochs und freitags arbeitete ich in diesen zehn Monaten als »Clinical Child Psychology Intern« am Cambridge Child Guidance Center, einer kinderpsychiatrischen Erziehungsberatungsstelle, die wenige Straßen von der Harvard University entfernt lag. Den Abschluss meines Amerikajahres bildete im Juli und August 1980 ein »Structural Family Therapy International Summer Course« an der Philadelphia Child Guidance Clinic unter der Leitung von Salvador Minuchin, dem Begründer der strukturellen Familientherapie (Minuchin, 1977).

Etwa in der Mitte jenes Austauschjahres merkte ich: Die Würfel sind endgültig gefallen, Familientherapie kann ein Schwerpunkt meiner beruflichen Laufbahn werden, auf den Abschluss meines im Nebenfach betriebenen Jurastudiums kann ich getrost verzichten! Das war ein wunderbares Gefühl und Erlebnis, nachdem ich mein ganzes Studium hindurch kein klares Wunschbild meiner späteren Tätigkeit gewinnen konnte. Nun stellte sich eine neue Frage: Wie kann ich mit meinem endlich gefundenen Ziel, familientherapeutisch arbeiten zu wollen, in Deutschland weitermachen? Ich war 26 Jahre alt und stand unter Beobachtung des Bundesamts für den Zivildienst, das mich vor meinem 28. Lebensjahr noch zum damals obligaten, zum Wehrdienst alternativen Zivildienst einziehen würde. Ich wusste, dass damals in der BRD an drei Universitätskliniken kleine Institute für Familientherapie existierten, an denen die Ableistung eines Zivildienstes möglich war. Neben der Gießener Gruppe um H.-E. Richter gab es das in Göttingen unter der Leitung von Eckhart Sperling (Sperling u. Massing, 1982) und in Heidelberg unter der Leitung von Helm Stierlin. Eher aus privaten Gründen versuchte ich es in Heidelberg und wurde dort als Zivildienstleistender angenommen.

Der Anfang in Heidelberg und Darmstadt

So kam ich im Herbst 1980 aus den USA, mit Zwischenstationen bei meinen Eltern und auf einem Familientherapiekongress in Erlangen, am 1. Oktober 1980 in Heidelberg an. Dass ich dort den Rest meines Lebens bleiben würde, war zu diesem Zeitpunkt überhaupt nicht klar und hat mich rückblickend selbst überrascht. Im Heidelberger Familientherapieinstitut arbeitete ich vor allem mit Michael Wirsching (er wurde später Ordinarius für Psychosomatik in Freiburg) und mit Gunthard Weber (der in diesem Buch noch häufiger vorkommen wird) zusammen, weniger mit Helm Stierlin selbst. Leider brauchte es eine Weile, bis meine Rolle als Zivildienstleistender zu meiner eigenen Zufriedenheit geklärt war.

Ich arbeitete lediglich elf Monate im Heidelberger Familientherapieinstitut. Das Angebot einer Wissenschaftlichen Mitarbeiterstelle des Instituts für Medizinische Psychologie bot mir die Chance, meinen Lebensunterhalt in Heidelberg selbst zu finanzieren – was mit den kärglichen fünfhundert Mark im Zivildienst[4] nicht möglich gewesen war –, und dennoch manche der in der Familientherapie begonnenen Arbeiten fortzuführen. Ich ergriff die Gelegenheit. Trotz der Kürze der Zeit, die ich am Heidelberger Familientherapieinstitut verbrachte, reichte diese, um Kontakte zu den Familientherapeut:innen und zu einigen der Psychoanalytiker:innen zu knüpfen, die dann über lange Phasen meines Arbeitslebens gehalten haben. Aber es ging nicht nur um Kontakte, ich wollte etwas lernen! Insbesondere in der Beobachtung des therapeutischen Verhaltens von Gunthard Weber und der von ihm zu Seminaren

4 Um aus dem Zivildienst so frühzeitig entlassen zu werden, brauchte es ein sehr sorgfältiges Studium des damaligen Zivildienstgesetzes, bis ein hierfür hilfreicher Paragraf gefunden war. Dies war nicht das einzige Mal in meinem Leben, dass mein Nebenfachstudium der Rechtswissenschaft, auch ohne Abschluss, wirklich hilfreich war.

nach Heidelberg eingeladenen Mailänder Therapeuten Gianfranco Cecchin und Luigi Boscolo hat sich mein therapeutischer Stil weiterentwickelt. Mit dem Aufsatz »Beziehung als Metapher: Die Familienskulptur als diagnostische, therapeutische und Ausbildungstechnik«, den ich gemeinsam mit Gunthard Weber 1982 schrieb, und der in den zehn Jahren danach zu den meistzitierten deutschsprachigen Familientherapie-Aufsätzen gehörte, wurde ich in der Szene langsam ein wenig bekannt (Schweitzer u. Weber, 1982).

Im April 1982 war, nach wieder nur acht Monaten, auch diese angenehme, zum Gemütlichen neigende Stelle in der Medizinischen Psychologie zu Ende. Ich bewarb mich im Folgenden bei drei Heidelberger Einrichtungen – bei Helm Stierlin in der Familientherapie, bei Walter Bräutigam in der Allgemeinen Psychosomatik und bei Ernst Petzold in der Internistischen Psychosomatik. Aber keiner wollte mich – oder zumindest wollte keiner mir eine Stelle geben: »Ja, wenn Sie Arzt wären, dann hätten wir da vielleicht was. Aber unsere wenigen Psychologenstellen sind leider auf Jahre und Jahrzehnte besetzt.« So musste ich meinen Suchradius erweitern. Am Ende mehrerer anstrengender Bewerbungsprozesse begann ich im Juli 1982 an der Klinik für Kinder- und Jugendpsychiatrie des Landeskrankenhauses im nordschwäbischen Weinsberg zu arbeiten – an der ich viereinhalb Jahre lang blieb. Meine frühesten Lehr- und Wanderjahre hatten so ihr vorläufiges Ende gefunden.

Neben den psychiatrisch-psychosomatisch orientierten Heidelbergern wurde die in der Sozialarbeit angesiedelte Gruppe an der Evangelischen Fachhochschule Darmstadt um Margarete Hecker (1983) und Verena Krähenbühl (1986) für mich zu einer zweiten fachlichen Heimat. Dass ich bei Minuchin gelernt hatte – wie sie auch –, wurde dort zur Eintrittskarte, obwohl ich ehrlich berichtete, es habe sich dabei nur um einen sechswöchigen Kurs gehandelt. »Bei Minuchin gewesen zu sein« war für die Darmstädter Kolleginnen offensichtlich ein hinreichender Qualitätsausweis, so wie »in Amerika gewesen zu sein« für große Teile der damaligen Familientherapieszene als ein positiver Beleg für die eigene Kompetenz galt.

Anfangs wurde ich als Fallsupervisor verpflichtet. Mit einer nur dreiköpfigen Supervisandengruppe zog ich an den Samstagen durch die Beratungsstellen des Rhein-Main-Gebietes. Wir führten dort Familiengespräche mit Live-Supervision vor und hinter einer Einwegscheibe. Ich war gerade mal 27 Jahre alt, hypernervös in dieser mir allzu früh zugeteilten Rolle und grübelte, wie ich den Respekt dieser Gruppe gewinnen könnte. Diese berichtete mir, meine Vorgängerin sei »unerträglich wertschätzend« gewesen, habe unterschiedslos »alles gut gefunden«, egal wie schlecht es gewesen war, und das sollte ich auf keinen Fall tun. Ich beschloss, diese Aufforderung zu respektieren. In unserem ersten Supervisionsgespräch habe ich die Therapeutin, eine sympathische, sehr beleibte und sehr laut tönende Sozialarbeiterin, zwanzig Jahre älter als ich, insgesamt siebenmal per Telefon aus dem Therapieraum herausgeholt, um ihr hinter der Scheibe Änderungsvorschläge zu unterbreiten. Sie war hinterher sehr erschöpft, aber sehr glücklich und wir wurden über das ganze Jahr hinweg ein gutes Team.

1984 durfte ich erstmals als Krankheitsvertretung für Margarete Hecker eine Intensivkurswoche in Saarbrücken leiten. Offenbar gute Rückmeldungen der Teilnehmergruppe veranlassten Margarete Hecker anschließend, mich als Co-Leiter in ebenfalls einwöchige Familienrekonstruktionsseminare mitzunehmen. Wir wurden mit unseren 25 Jahren Altersdifferenz und unseren gemeinsamen Interessen an Neuer Geschichte, an Biografien und an psychodramatischen Techniken ein überaus erfolgreiches Gespann.

Wann hörte nun diese lange Zeit auf, in der alles anfing? In meiner Erinnerung war das irgendwann im Jahr 1987, als ich in einer anstrengenden und ausweglos erscheinenden therapeutischen Situation mich nicht mehr fragte, »Was würde Gunthard Weber jetzt tun?«, und aufhörte, eine virtuell hinter mir stehende fachliche Autorität zu konsultieren. Spätestens da hörte die Zeit auf, in der alles anfing.

Wenn nichts so praktisch ist wie eine gute Theorie – welche Theorie ist dann gut für mich?

Das Nützlichste an meinem Psychologiestudium erscheint mir im Nachhinein das Diplom zu seinem Abschluss. Hatte mir mein Vater beim Hauptfachwechsel von Jura zu Psychologie noch prophezeit, dieser Wechsel würde mich finanziell und vom Status in eine prekäre Situation führen, hat sich diese triste Voraussage glücklicherweise nicht bewahrheitet. Im Gegenteil hat der »Psychoboom« während meiner Lebenszeit die Berufschancen von Diplom- und Masterpsycholog:innen insgesamt deutlich verbessert. Auch das forschungsmethodische Denken beim Formulieren und Überprüfen von Hypothesen, was ich im Psychologiestudium erlernte, war mir des Öfteren nützlich. Enttäuschend war dafür – im Durchschnitt – die theoretische Ausbildung, zumindest für mich, der ich die Mechanismen der psychischen und sozialen Welt verstehen wollte. Eine einzige Gießener Vorlesung hat sich in mein Gedächtnis eingegraben: »Ganzheitlichkeit, Behaviorismus und Systemtheorie« von Dietrich Dörner im Wintersemester 1975/76 – ein genialer Versuch, Systemtheorie als die Synthese zwischen Ganzheitlichkeit und Behaviorismus zu verstehen, die beider theoretische Stärke auf eine höhere Stufe hebt.

Wenn ich meine theoretische Beheimatung nicht in meinem Gießener Studium fand, wo dann? Kurz gesagt: in Amerika. Die mir 1977 und 1979/1980 in den USA vermittelte Systemtheorie hat man in Deutschland später als »Kybernetik erster Ordnung« bezeichnet (von Foerster, 1993). Sie beschrieb psychische und soziale Prozesse als theoretisch vollständig verstehbar, wenngleich es großes Geschick im Beobachten von Interaktionen erforderte, und sie ging davon aus, dass Systeme ein einmal gewonnenes Gleichgewicht unbedingt »homöostatisch« aufrechterhalten wollten, seiner Veränderung Widerstand entgegensetzen würden, was umso intensivere und geschicktere Interventionen erforderlich machte. Familientherapie wurde in dieser Denkweise zu einer kunstvollen Kombination möglichst eleganter und intensiver therapeutischer Interventionen – also eine sehr spannende Herausforderung. Das war etwas für mich, damit konnte ich etwas anfangen.

Meine frühe Heidelberger Zeit in den Jahren 1980 bis 1987 lag genau in einer theoretischen Übergangszeit von einer Kybernetik erster Ordnung zu einer Kybernetik zweiter Ordnung. Kybernetik zweiter Ordnung meinte vereinfacht gesagt: Wir beobachten und wir intervenieren nicht in das, »was wirklich ist«, sondern in die Beobachtungen von Beobachter:innen darüber, was der Fall sein könnte. Von außen ließe sich dieser Wechsel in polaren Termini anderer Theorien beschreiben als der Übergang von »materialistisch zu idealistisch«, von »Interaktion zu Konstruktion«, von »richtigen zu nützlichen« Beschreibungen, von »Fremdsteuerung zu Selbststeuerung«. Besonders deutlich zeigte sich diese Veränderung am Auseinandergehen des Mailänder Familientherapie-Quartetts. Die beiden Frauen, Mara Selvini Palazzoli und Giuliana Prata, blieben ihrer Spielart einer Kybernetik erster Ordnung verbunden (Selvini Palazzoli, Cirillo, Selvini u. Sorrentino, 1991), die beiden Männer, Luigi Boscolo und Gianfranco Cecchin, wechselten zu einer Kybernetik zweiter Ordnung (Cecchin, Lang u. Ray, 1992). Über die Heidelberger Gruppe – oder genauer: über Helm Stierlin als deren einziges konstantes Mitglied von 1975 bis in die 2000er Jahre hinein – könnte man vereinfachend sagen, sie sei recht direkt von der Psychoanalyse zur Kybernetik zweiter Ordnung übergegangen.

Über solchen Differenzierungen schwebte der einzige unumstrittene und nicht kritisierte Theoretiker jener Jahre: Gregory Bateson. Der Sohn eines Cambridger Biologieprofessors, studierter Ethnologe und Ehemann der Ethnologin Margaret Mead, hatte mit Indigenen in Samoa und Neu-Guinea, Psychiatriepatient:innen und ihren Eltern in Kalifornien sowie Delphinen auf Hawaii gearbeitet bzw. diese beobachtet. In diesen so unterschiedlichen Systemen hatte Bateson viele Grundbegriffe des systemischen Denkens studiert und formuliert: das zirkuläre Denken, symmetrische und komplementäre Modi, die Double-Bind-Hypothese der Schizophrenie, die logischen Ebenen des Lernens. Bateson (1981, 1982) wurde von mir und meiner Generation in der ersten Hälfte der 1980er Jahre in der systemischen Weiterbildung intensiv studiert.

In jenen Jahren stießen bei der Beschäftigung mit Theorien zwei entgegengesetzte Tendenzen in mir zusammen. Einerseits wollte ich soziale Wirklichkeiten kennenlernen und verstehen, »wie sie wirklich sind« – »kritisch« im Sinne des Marxismus und der Frankfurter Schule, frei von ideologischen Verblendungen. Andererseits hatte ich vor allem am Boston Family Institute studiert, wie sehr die Theorien führender Familientherapeut:innen mit deren eigenen Familienerfahrungen zusammenhingen – etwa Minuchins Fokus auf zugleich durchlässige und feste Grenzen zwischen (Sub-)Systemen mit seiner intensiv verbundenen Verwandtschaft im jüdischen Stetl in Argentinien oder Murray Bowens Theorie (Bowen, 1960, 1974), dass schizophrenen Störungen meist zwei frühere Generationen mit allzu verstrickten Interaktionen vorausgingen, mit seinen kindlichen Familienerfahrungen in den amerikanischen Südstaaten. Meine Bostoner Lehrer:innen ermutigten uns, die eigenen Herkunftserfahrungen zum eigenständigen Theoretisieren zu nutzen – was ich einleuchtend und faszinierend fand. Das passte irgendwie auch gut zum Konstruktivismus und Konstruktionismus und der von ihnen betonten sozialen Selbst*er*findung.

In meinen späten Berufsjahren ging ich als gesellschaftspolitischer Sprecher der DGSF (besonders von 2016 bis 2019) auf die Suche nach Theorien, die ein über Fach- und Berufspolitik hinausgehendes allgemeinpolitisches Positionieren systemischer Therapeut:innen begründen und anleiten könnten. Ich fand sie auf dem fünften Kontinent, im narrativen Ansatz von Michael White und David Epston (White u. Epston, 1990; White, 2020), speziell in ihrer auf Michel Foucault zurückgehenden Idee, dass in psychischen und sozialen Systemen herrschende und unterdrückte Diskurse (Erzählungen) stets miteinander im Streit liegen und wir prüfen müssen, wie bekömmlich sie für uns selbst oder – im therapeutischen Kontext – für unsere Klient:innen sind. In Australien und Neuseeland lässt sich das am Konflikt zwischen dort lange Zeit herrschenden Theorien der aus Europa Eingewanderten und der unterdrückten Theorien der indigenen Aborigines und Maori deutlich zeigen.

Mir ist über die Jahre klar geworden, dass ich mit nur einer handlungsanleitenden Theorie nicht auskomme – auch nicht mit der Systemtheorie als der wahrscheinlich abstraktesten unter ihnen. Ich sehe die Systemtheorie heute als ein Flaggschiff einer Reihe miteinander verwandter Theorien, die wie von Dietrich Dörner schon 1975 postuliert das Beste aus Ganzheitlichkeit und Atomismus zusammenbringt. Ihnen allen ist gemeinsam: ein zirkuläres Denken über symmetrische und komplementäre Interaktionen, ein Interesse an der kollektiven (wenngleich oft sehr strittigen) Erzeugung von Wahrheiten sowie ein Glaube daran, dass einzelne Menschen zugleich Opfer und Täter der sie verbindenden Probleme sind. Unterschiedlich sind diese Theorien in ihren eher natur-, sozial- oder geisteswissenschaftlichen Herkünften, in ihrer Liebe zu eher mathematischen oder sprachlichen Darstellungsweisen, in ihrem unterschiedlich starken Glauben an die Formbarkeit der sozialen Wirklichkeiten.

Ich habe die Erfahrung gemacht, dass es rein theoretische Systemiker:innen (sie kennen die gesamte Theorie, agieren aber sehr ungeschickt in sozialen Systemen) und rein intuitive Systemiker:innen gibt (sie denken systemisch, ohne notwendigerweise den Begriff gehört zu haben) sowie Mischungen aus beiden. Mir ist ein Kommentar des damaligen Jenaer Hochschullehrers Rainer Treptow zu meinem Bewerbungsvortrag um die dortige Professur Sozialmanagement im Januar 1999 in Erinnerung geblieben: »Herr Schweitzer, Sie haben einen sehr guten Vortrag gehalten. Mir scheint aber, zu nichts von all dem hätten Sie Niklas Luhmanns Ansatz als theoretische Grundlage gebraucht.« War das ein Kompliment? Ich weiß es bis heute nicht. Sicher ist, dass ich mich zu den Sowohl-als-auch-Systemiker:innen zählen würde: sowohl theoretisch geleitet als auch intuitiv agierend – ganz gemäß der Überschrift für diesen Abschnitt: nichts ist so praktisch wie eine gute Theorie. Ich habe mehrere für mich passende im Laufe der Zeit gefunden.

3 Systemische Kinder- und Jugendpsychiatrie: Allzu viel Homöostase? (1982 bis 1986)

Nach meinen Weiterbildungen in den USA und meinen ersten therapeutischen Gehversuchen in Heidelberg strebte ich Anfang 1982 an, in einem herausfordernden und stimulierenden Arbeitskontext viele klinische Erfahrungen zu sammeln. Dieser Arbeitskontext wurde für mich die Jugendlichenstation im Psychiatrischen Landeskrankenhaus Weinsberg. Hier trafen mein Schwung und meine familientherapeutischen Kenntnisse auf ein ambitioniertes und solidarisches Stationsteam, auf ebenfalls familientherapeutisch vorgebildete oberärztliche (Helga Epple, Karl Pölzelbauer) und psychologische Kolleg:innen (Christa Probst-Geigges, Hildegart Hollerbach, Thomas von Stosch), auf ein kompetentes Stationsteam (Peter Schuch, Helmut Kubasta und Andrea Leonhardt wurden für mich besonders wichtig) und auf einen Chefarzt (Joachim Jungmann), der diesem Ansatz und mir reserviert-skeptisch-neugierig gegenüberstand, der mich aber zugleich auf gute Weise forderte und förderte.

Eigentlich begann ich dort zu arbeiten mit dem festen Vorsatz, aufgenommene Jugendliche aller Diagnosen zum schnellstmöglichen Zeitpunkt wieder nach Hause zu entlassen. Ich war skeptisch gegenüber allen Stigmatisierungs- und Chronifizierungsprozessen, denen besonders die als schizophren diagnostizierten Patient:innen gesellschaftlich ausgesetzt waren, und mir schwebte eine möglichst gemeindenahe Behandlungspraxis mit kurzen stationären Phasen vor. Die durchschnittliche Behandlungsdauer der Klinik betrug damals jedoch zwei bis drei Monate; manche Jugendliche blieben dort sechs Monate. Das war deutlich länger, als es mir vorschwebte. Das Einzugsgebiet der Klinik umfasste eine Fläche von 320 Quadratkilometern und bestand großenteils aus einer ländlichen Region mit schlechten ÖPNV-Verbindungen. Die Behandlungsabrechnung erfolgte nach Pflegetagen, was rein ökonomisch betrachtet längere Behandlungsdauern rentabel machte. Dies waren alles andere als gute Bedingungen für schnelles und gemeindenahes Arbeiten.

Etwa ein Jahr nach Stellenantritt hatte ich genügend Wiederaufnahmen, aber auch genügend allzu lange stationäre Aufenthalte registriert – auch von Jugendlichen, für die ich persönlich fallführend zuständig war –, dass ich darüber ins Grübeln geriet. Denn es waren häufig jene Jugendlichen und deren Familien, mit denen die Station sehr engagiert gearbeitet hatte. Was waren die Faktoren, die dazu beitrugen, dass viele Jugendliche öfter zu uns kamen und länger bei uns blieben, als wir uns das alle wünschten? In meiner Erklärungsnot nahm ich Zuflucht zu einer damals vor allem von Mara Selvini Palazzoli und ihrem Mailänder Team popularisierten These, wonach soziale Systeme nach Aufrechterhaltung ihrer Homöostase, also ihres Gleichgewichtes streben und wonach dieses Streben den eigentlich anstehenden Veränderungen in den betroffenen Systemen Widerstand entgegensetzt (Selvini Palazzoli, Boscolo, Cecchin u. Prata, 1977). In diese Zeit fiel der folgende Aufsatz.

Schweitzer, J. (1984). Systemische Jugendpsychiatrie – Zum Umgang mit der gemeinsamen Homöostase von Familie und psychiatrischer Einrichtung. Familiendynamik – Interdisziplinäre Zeitschrift für Praxis und Forschung, 9 (2), 96–107.

Die Grundthese meines Aufsatzes war, dass eine gemeinsame Homöostase von Familie und psychiatrischer Einrichtung in der stationären Einweisung der jugendlichen Patient:innen wirksam werde. In diesen Familien ließen sich, ebenso wie in der psychiatrischen Einrichtung, fallübergreifend einige charakteristische Regeln bzw. Beziehungsmuster beschreiben, die einen starken »Einweisungssog« entfalteten. Eine systemische Jugendpsychiatrie müsse daher einige »Gegenregeln« entwickeln und praktizieren, wollte sie erneute Einweisungen und überlange Verweildauern auf ein notwendiges Minimum begrenzen.

Für viele Familien unserer Patient:innen postulierte ich,

1. dass sie eine Klärung ihrer stressigen familiären Beziehungen zu schmerzhaft fänden, diese daher lieber vage und undefiniert ließen;
2. dass angesichts starker Symbiosewünsche eine große Angst vor der Ablösung bzw. dem Erwachsenwerden des:der Jugendlichen bestände;
3. dass die Mitglieder sich zeitweise aus dem Wege gehen müssten, damit nichts Schlimmeres passiert und
4. dass die Eltern in ihrer Hilflosigkeit keine hinreichenden eigenen Einflussmöglichkeiten mehr sähen und die Problemlösung daher an die Fachleute delegierten, deren Tun sie aber zugleich mit geringer Erfolgshoffnung betrachteten.

Für unsere eigene jugendpsychiatrische Einrichtung postulierten wir spiegelbildlich

1. die Dominanz eines klassisch-psychiatrischen Krankheitsmodells, das wenig Hoffnung auf Veränderung, aber mancherlei Entlastung anböte;
2. das ganz vorwiegende Setzen auf stationäre Behandlungen, auch in den Fällen, bei denen ambulante Behandlung hinreichen könnte;
3. das Ziel der Stationsauslastung, denn nur wenn alle Betten voll belegt seien, agiere man wirtschaftlich und
4. die Akzeptanz aller stationärer Aufnahmen, auch jener, an deren Erfolg niemand glaube.

Welche eigenen Spielregeln kann nun eine systemische Jugendpsychiatrie dieser »gemeinsamen Homöostase« von Familie und Station entgegenhalten?

1. Wir verantworten die Therapie, aber nicht das Familienleben. – Wir wollen der Familie möglichst wenig Entscheidungen abnehmen.
2. Der Konflikt soll dort bleiben, wo er hingehört. Er soll in der Familie gelöst werden. Dazu dient eine enge Mitsprache der Familie über Therapieziele, Entlassungsdatum und einzelne therapeutische Maßnahmen.
3. Die Psychiatrie ist Teil des Problems und Teil der Lösung. – Wir versuchen sowohl die Veränderungswünsche als auch die Veränderungsblockaden in der Familie aufzugreifen, zu respektieren und behutsam weiterzuentwickeln.
4. Wir ergänzen das klassisch-psychiatrische Krankheitsmodell durch ein aktiv-lösungsorientiertes, das auch kleinste Veränderungsimpulse der Jugendlichen und ihrer Familien wahrnimmt, wertschätzt und nutzt.

Heute würde ich diese »stillschweigende Kooperation« zwischen Familie und Jugendpsychiatrie etwas freundlicher als damals betrachten: als das beiden Systemen derzeit bestmögliche Vorgehen. Ich würde sowohl die homöostatischen Tendenzen freundlicher beurteilen und zugleich die Anstrengungen beider Parteien zu einem konstruktiven Umgang mit psychiatrischen Krisensituationen wertschätzender beschreiben. Das wird dadurch erleichtert, dass heutige Familien und heutige psychiatrische Kliniken – 37 Jahre nach dem Schreiben dieses Aufsatzes – nicht mehr dieselben sind wie damals.

An einer systemischen Kinder- und Jugendpsychiatrie wurde zu der Zeit an mehreren Orten gearbeitet. Ähnliche Gedanken wie ich formulierte auch die damalige systemische Arbeitsgruppe um Kurt Ludewig und Thomas von Villiez in der Kinder- und Jugendpsychiatrie am Universitätsklinikum Hamburg-Eppendorf (Ludewig, Schwarz u. Kowerk, 1984). Die Gruppe um Wilhelm Rotthaus an der Rheinischen Landesklinik Viersen (Rotthaus, 1990) fokussierte auf eine positive Rolle der Eltern bei der stationären Behandlung. Sie sollten in ihrer Verantwortung gestärkt werden, indem sie auch während der stationären Behandlung immer wieder gebeten wurden, das Stationsteam dabei zu beraten, wie dieses mit ihren Kindern gut umgehen sollte – »Fördern durch Fordern« (der Eltern) und »Starke Eltern (erziehen) starke Kinder« könnte man ihren Ansatz mit Schlagworten beschreiben, die erst viel später so formuliert wurden.

4 Therapie dissozialer Jugendlicher: Die Erfindung der Rundtischgespräche (ab 1983)

Zu einem Schwerpunkt meiner Weinsberger Tätigkeit sollten Jugendliche werden, die damals von und unter uns als »dissozial« charakterisiert wurden. »Dissozial« ist keine präzise psychiatrische Diagnose, sondern bezeichnet allgemein das regelwidrige, massiv unangepasste, durch kleinere Ordnungswidrigkeiten und Straftaten zuweilen ins prä-delinquente und delinquente/straffällige gehende Verhalten dieser Jugendlichen. Fachleute der Bindungsforschung hätten bei ihnen oft einen desorganisierten Bindungsstil diagnostiziert, ICD-10-Diagnostiker:innen verschiedene Arten von Persönlichkeitsstörungen, meist antisozial oder vom Borderline-Typus.

Bezeichnend war, dass diese Jugendlichen mangels klarer Beaufsichtigung vieles auf eigene Faust machten, oft von zu Hause oder aus Einrichtungen wegliefen. Häufig entstammten sie hoch-konflikthaften Scheidungsfamilien. In der Regel hatte das Jugendamt den Eltern das Sorgerecht entzogen. Diese Heranwachsenden hatten viele Stationen hinter sich: Sie waren anfangs in Pflegefamilien und dann in stationären Jugendhilfeeinrichtungen aufgenommen worden. Wenn sie auch von dort wegliefen, wurde vom Heim häufig ein vorübergehender stationärer jugendpsychiatrischer Aufenthalt angestrebt – offiziell zur Diagnostik und Krisenintervention, informell um der überstrapazierten Heimgruppe eine Atempause von dem:der Jugendlichen zu verschaffen. Als ich 1982 auf der Jugendlichenstation der psychiatrischen Klinik zu arbeiten begann, wurde uns erzählt (ich habe es nicht überprüft), dass in vielen württembergischen Jugendheimen die geschlossenen Abteilungen aufgelöst worden waren. In der

Jugendpsychiatrie war die vorübergehende Unterbringung in einem geschlossenen Bereich der Station bei richterlicher Anordnung möglich; zudem stand hier eine medikamentöse Sedierung als Handlungsoption zur Verfügung. Das war in den Heimen bekannt und führte in den Kliniken zu verstärkter Nachfrage nach Behandlungsplätzen für solche Jugendliche. Die Unikliniken verwahrten sich erfolgreich gegen derartige Aufnahmen, diese Jugendlichen blieben an den drei Landeskliniken mit Kinder- und Jugendpsychiatrie in Ravensburg-Weissenau, Calw-Hiersau und Weinsberg »hängen« – also auch bei uns. Ich erinnere, dass wir arrogant herunterschauten auf jene Unikliniken, die anscheinend nur die »Luxuspatient:innen« aufnehmen wollten. Von der Heidelberger Kinderpsychiatrie[5] wurde leicht verächtlich erzählt, über Weihnachten schließe man sogar den ganzen Betrieb für eine Woche – da könnten das aber auch keine ernsthaften Störungen sein, die dort behandelt würden.

Solche Aufnahmen überforderten aber auch unsere Station regelmäßig. Einmal weil die Jugendlichen nie bei uns sein wollten, die Maßnahme ablehnten und es das pädagogisch-pflegerische Team spüren ließen. Mit vielen von ihnen gelang dennoch ein kurzfristiges Joining, was aber selten stabil blieb. Besonders gewaltbereite Jugendliche versetzten das berechtigte Sicherheitsbedürfnis der Mitarbeiter:innen in Alarmzustand. Das andere Problem war: Wer sollte und konnte unser erwachsene:r Ansprechpartner:in sein? Normalerweise waren das die Eltern. Bei diesen Jugendlichen waren sie meist getrennt und uneinig, das Sorgerecht lag oft beim Jugendamt, dessen Entscheidungen von den Eltern in der Regel abgelehnt und sabotiert wurden. Zuweilen war bei »Wegläufer:innen« unklar, welches örtliche Jugendamt zuständig war. In den

5 Nach dem Amtsantritt von Franz Resch als neuem Chefarzt der Heidelberger Kinder- und Jugendpsychiatrie im Jahr 1993 wurde dies geändert.

überweisenden Heimgruppen waren die Fachkräfte häufig unterschiedlicher Meinung, ob sie den Jugendlichen hinterher wirklich »zurückhaben« wollten oder nicht. Zuweilen waren in dieser Frage auch Erzieherteam und Einrichtungsleitung gespalten.

In dieser Situation führten wir Rundtischgespräche mit dem:der Heranwachsenden, den Eltern/Großeltern, Jugendamt und dem überweisendem Heim durch – oder mit jenen, die sich zuständig fühlten und kommen wollten und konnten. Oft brauchte es eine Woche oder mehr Vorbereitung und Abstimmung, bis der Gesprächstermin stand. Ich erinnere mich an eine Großmutter, die sechs Stunden mit öffentlichen Verkehrsmitteln unterwegs war, dreimal umsteigen musste und nur durch Übernachtung in einem Gästezimmer der Klinik überhaupt teilnehmen konnte.

Der idealtypische Ablauf der Rundtischgespräche sah so aus:

1. Joining: Jede:r stellt sich kurz vor.
2. Problem sichten: Wie sieht jede:r das Problem, welches alle hier zusammenbringt?
3. Lösungsideen: Was denkt jede:r, was jetzt geschehen könnte und sollte?
4. Vergleich der Lösungsideen: Welche passen zusammen und welche nicht?
5. Vermitteln: Versuche, durch Kompromisse eine gemeinsame Minimallinie zu finden.
6. Vereinbarungen festhalten: Am Ende den gemeinsamen Minimalkonsens aufschreiben; ihn auch verhinderten abwesenden Mitgliedern des erweiterten Systems schriftlich mitteilen.

Allmählich gewannen wir eine gewisse Routine mit diesen Gesprächen. Wir beobachteten, dass sich die Jugendlichen danach meist für einige Zeit erst einmal beruhigten, weil sie nun wussten, was Sache war. Sie schenkten uns dann eine ganz erfreuliche Zeit. Schwierig wurde es, wenn nach meist zwei oder drei Monaten der Entlassungstermin näher rückte: Würden alle Vereinbarungen halten? Manchmal taten sie es, manchmal nicht. In einigen strittigen Fällen gelang uns die Einberufung eines zweiten Rundtischgesprächs, um die Tragfähigkeit der alten Vereinbarung zu prüfen und gegebenenfalls anzupassen.

In der Klinik fand dieses Vorgehen allmählich Anklang, eine gewisse Routine zog ein. Da ich schon immer die Möglichkeit einer Promotion erwogen hatte, erkannte ich hier ein denkbares Thema. Um die Zeit für die Promotionstätigkeiten freizumachen, reduzierte ich meine Vollzeitstelle auf eine 50 %-Stelle im Rahmen eines Jobsharing mit meiner Kollegin Christa Probst-Geigges. Aber wer könnte meine Dissertation betreuen, begutachten, durch eine Fakultät bringen? Da kam mir das Glück zu Hilfe. Bei den Treffen württembergischer Kinder- und Jugendpsychiatrien nahm öfter auch Reinhart Lempp teil, damals Lehrstuhlinhaber für Kinder- und Jugendpsychiatrie an der Universität Tübingen. Ich kontaktierte ihn und fragte, ob er mich auch als externen Doktoranden annehmen würde. Er sagte zu, und erkundigte sich bei mir, ob ich bezüglich des Zweitgutachtens vor allem in meinem Studienfach Psychologie promovieren wolle, oder ob ich in erster Linie einen angenehmen Kooperationsprozess erleben wolle. In letzterem Fall wäre eine Anfrage an den Sozialpädagogik-Professor Hans Thiersch zur Zweitbetreuung ratsam. Diesen Vorschlag nahm ich dankbar an. Und so wurden es zwei richtig gute Jahre meiner Promotion als Psychologe im Fach Erziehungswissenschaft, betreut von einem Kinder- und Jugendpsychiater und einem Sozialpädagogen, an einer Universität, an der ich weder studiert noch eine Stelle gehabt hatte. Alle drei Monate schrieb ich beiden einen zwei- bis vierseitigen Brief, was ich zwischenzeitlich unternommen hatte, welche Probleme sich stellten und welche Fragen ich an sie hätte. Wenig später fuhr ich nach Tübingen, sprach für eine Stunde mit dem einen oder dem anderen, erfuhr Zuspruch und überschaubare Veränderungsvorschläge und kehrte jedes Mal recht zufrieden nach Hause zurück.

Die Dissertation selbst wurde dann eine kasuistische Arbeit: die Analyse der gleichzeitigen Interaktionsmuster auf den fünf Systemebenen Familie, Jugendamt, Heim, Jugendpsychiatrie und im gesamten Multi-Helfersystem. Ich gewann meine Informationen aus Akten über die Vorgeschichte, aus meinen teilnehmenden Beobachtungen auf Station und durchschnittlich ein Jahr später aus katamnestischen Telefonaten. Eingeschlossen wurden jene 16 »dissozialen« Jugendlichen, die von 1983 bis 1985 bei uns auf der Station aufgenommen waren. Die katamnestischen Telefonate (ich interviewte alle damals Beteiligten, die ich irgendwie an den Hörer bekommen konnte) zeigten, dass die Jugendlichen hinterher nie dort lebten, wie es im Rundtischgespräch ursprünglich vereinbart worden war, in keinem einzigen Fall. Keine:r kehrte in das überweisende Heim zurück. Am häufigsten lebten sie wieder in einem Familiensetting. Leider war auch eine auf Trebe und ein anderer im Jugendgefängnis. Das alles zeigte, dass die Vereinbarungen aus den Rundtischgesprächen nicht nachhaltig waren. Was sie aber blieben, waren kurzfristig wirksame Kriseninterventionen.

Der Aufsatz »Professionelle (Nicht-)Kooperation« fasst wichtige Ergebnisse meiner Dissertation »Therapie dissozialer Jugendlicher« (Schweitzer, 1987a) in Form einer ironischen Gebrauchsanweisung dafür zusammen, wie man die Zusammenarbeit zwischen schwierigen Jugendlichen, ihren Angehörigen, Jugendhilfe- und Jugendpsychiatriemitarbeitenden wirksam zum Scheitern bringen kann.

Schweitzer, J. (1989). Professionelle (Nicht-)Kooperation. Ihr Beitrag zur Eskalation dissozialer Karrieren. Zeitschrift für Systemische Therapie, 7 (4), 247–254.

Ausgangspunkt des Aufsatzes ist die Geschichte der 17-jährigen Elvira. Elvira ist als drittes von acht Kindern in einer Notunterkunft aufgewachsen. Weil die Mutter alkoholabhängig wird und die Kinder nur selten die Schule besuchen, kommen die fünf jüngeren Kinder in ein Kinderheim. Drei Jahre später erscheint Elvira diesem Heim nicht mehr tragbar und wird in eine stationäre jugendpsychiatrische Behandlung überwiesen. Ein älterer Bruder »entführt« Elvira aus dieser Klinik auf Anordnung der Mutter. Nun kommt es zu Konflikten zwischen den Leitungen des zuständigen Jugendamtes und des Kinderheims. Eine schnelle Aufnahme in der Jugendpsychiatrie soll hier Abhilfe schaffen und eine Lösung herbeiführen. Ein erstes Aufnahmegespräch dort bleibt aber ergebnislos, ein zweites in Form eines Rundtischgespräches wird vom Jugendamt anfangs abgelehnt. Dieses leitet einen Antrag auf Sorgerechtsentzug der Mutter ein, welcher wiederum vom Familiengericht als unqualifiziert abgelehnt wird. Soweit die Fakten, wie sie mir vorliegen.

Ich habe in dieser und in 15 weiteren Fallgeschichten aus den Jahren 1983 bis 1986 drei mir typisch erscheinende Beziehungsmuster in dissozialen Multi-Helfersystemen identifiziert (Schweitzer, 1987a):

1. *Offene Konkurrenz und Kooperation mit Skepsis:* Die professionellen Helfer:innen formulieren verschiedene einander widersprechende Vorstellungen, was getan werden sollte, und können diese Meinungsunterschiede auch im direkten Gespräch nicht auflösen. Diese endlosen Diskussionen erschöpfen Einzelne, sie lassen die anderen dann »mal machen«, zeigen aber gleichzeitig subtil, dass sie deren Maßnahmen für sinnlos halten. Die Jugendlichen hören oder spüren dies und merken es sich.
2. *Interventionseskalation:* Viele Helfer:innen greifen rasch und intensiv ein. Je massiver sie einsteigen, umso mehr schließt

sich die Familie gegen einzelne oder alle Helfer:innen zusammen und unterstützt die:den Jugendliche:n in ihrem:seinem dissozialen Verhalten. Folgen die Fachkräfte nun der Idee »Man darf nicht aufhören zu helfen, auch wenn es aussichtslos ist«, greifen sie vermehrt zu Zwangsmaßnahmen. Erst wenn alle Möglichkeiten ausgeschöpft sind und die Unwirksamkeit des Geforderten gut dokumentiert ist, dürfen sie damit aufhören. In dieser resignativen Phase liegt daher der »Erfolg« vieler Maßnahmen darin, zu dokumentieren, dass auch diese nichts genutzt haben.

3. *Weiterreichung der:des Jugendlichen:* Die in Interventionseskalationen entstehenden starken Spannungen können gelindert werden, wenn die Zuständigkeit für die:den Jugendliche:n an eine andere, idealerweise weit entfernte Einrichtung weitergeleitet wird und sich das bisherige Multi-Helfersystem auflöst.
4. *Der Mythos der Rettung, die noch kommen wird:* Wird eine solche Einrichtung nicht gefunden, entsteht Trauer. Diese Trauer wird erträglicher durch einen Mythos – den Glauben daran, dass irgendwann doch noch eine helfende, superpotente, bislang noch unbekannte Einrichtung gefunden werden wird, die alles besser machen wird. Nach dieser wird weitergesucht.

Aus diesen Interaktionsbeschreibungen habe ich damals einige Präventionsvorschläge zur Vermeidung solcher Multi-Helfersystem-Spannungen erarbeitet:

- Zwecks Komplexitätsreduktion kann ich versuchen, einen Gesamtüberblick über das Familien-Helfersystem zu erhalten: Wer ist beteiligt, wer hat welche Vorstellungen, wie passen diese Vorstellungen zueinander?
- Zur Vereinfachung kann ich beitragen, indem ich versuche, die Zahl der beteiligten Helfer:innen zu vermindern statt zu vermehren.
- Dysfunktionale Zyklen kann ich unterbrechen, wenn ich überprüfe, wie oft ein derzeit von mir bevorzugter Lösungsversuch

in der Vergangenheit schon gescheitert ist – und diesen nicht noch einmal wiederhole.
- Wertschätzend kann ich annehmen, dass die anderen Helfer:innen guten Willens sind und das ihnen Bestmögliche getan haben – und dass der:die Helfer:in, der:die gerade für den Jugendlichen zuständig ist, die dafür allerbeste Person ist und danach nichts Besseres mehr kommen wird.

Diese Vorschläge laufen darauf hinaus, Helfersysteme möglichst übersichtlich zu gestalten, ihre dramatisch schnellen Interaktionsschleifen zu verlangsamen und ablehnende Kritik der anderen Helfer:innen durch Bescheidenheit und Wertschätzung im Umgang mit ihnen zu ersetzen. Oft wird das im Trubel der Emotionen nicht gelingen, aber wenn doch, kann das wesentlich zur Entspannung beitragen.

1984 lernte ich auf einem Workshop in Stuttgart Evan Imber-Coppersmith (später Evan Imber-Black) kennen, die spätere Herausgeberin der Fachzeitschrift »Family Process«. Sie arbeitete in der New Yorker Bronx, damals einem verarmten Migrantenviertel, mit Familien, die teilweise seit Generationen von der Sozialhilfe lebten. Diese Arbeit hat sie in Aufsätzen (u. a. Imber-Coppersmith, 1983) und einem von mir später mitübersetzten Buch beschrieben (Imber-Black, 1990).

Meine eigenen Weinsberger Erfahrungen und Evan Imber-Blacks Konsultationsmodell bewegten mich, in einem Workshop auf dem Osnabrücker Familientherapiekongress des Instituts für Familientherapie Weinheim im Frühjahr 1986 in sehr kompakter Form eine Übersicht über mögliche Settings bei zersplitterten Familien-Helfersystemen und den typischen Ablauf solcher Gespräche zu geben und in einer Tabelle zu schematisieren. Die folgende Tabelle ordnet unterschiedlichen »problemrelevanten Systemen« unterschiedliche »angemessene Settings« zu.

Schweitzer, J. (1987b). Die Familie-Helfer-Konferenz als systemtherapeutisches Setting. In A. von Schlippe, J. Kriz (Hrsg.), Familientherapie, Kontroverses – Gemeinsames. Ein Bericht des 1. Weinheimer Symposions für Familientherapie vom 1.–4.5.1986 in Osnabrück (S. 260–262). Wildberg: Bögner-Kaufmann.

Tabelle 1: Problemrelevantes System und angemessenes Behandlungssetting

Problemrelevantes System	Angemessenes Setting
1. Familie allein	1. Familientherapie
2. Familie, Freunde und Nachbarn	2. Netzwerkintervention (z. B. Speck u. Attneave, 1973)
3. Ein professionelles Helfersystem allein (Klinik, Heim, Amt etc.)	3. Supervision
4. Familie und professionelle Helfersysteme – wenn der:die Therapeut:in nicht Teil des problemrelevanten Systems ist	4. Konsultation (z. B. Selvini Palazzoli, Boscolo, Cecchin u. Prata, 1980; Imber-Coppersmith, 1983)
5. Familien und professionelle Helfersysteme – wenn der:die Therapeut:in selbst Teil des problemtragenden Systems ist	5. Familie-Helferkonferenz (z. B. Auerswald, 1971)

Setting 4 und 5 boten sich bei »dissozial« agierenden Jugendlichen in meinem jugendpsychiatrischen Arbeitskontext an. Das Konsultationsmodell (Nr. 4) hatte ich 1984 auf einem Seminar von Evan Imber-Coppersmith anschaulich kennengelernt; davon fasziniert, habe ich später an der Übersetzung ihres Buchs »Familie und größere Systeme« (1990) für den Carl-Auer-Verlag mitgewirkt. Das Modell passte, wenn der:die Therapeut:in bislang mit den Beteiligten nichts zu tun gehabt hatte, von ihnen finanziell, organisatorisch und emotional unabhängig war, und wenn er:sie keine Entscheidungen in der Fallführung zu treffen hatte. Ich hingegen war als Stationspsychologe für den:die Jugendliche:n in unserer Klinik fallführend verantwortlich, dicht mit ihm:ihr im Kontakt, und von dem zuweilen dramatischen Geschehen auf der Station emotional mitberührt, weshalb es für mich selbst in dieser Zeit nicht trug.

Sehr interessant fand ich später, dass im Kinder- und Jugendhilfegesetz (KJHG) von 1990 eine andere Form solcher Rundtischgespräche unter dem Titel »Hilfeplangespräche« gesetzlich normiert, also zum Standard bei Jugendhilfemaßnahmen gemacht wurde. Offensichtlich ist die Qualität der Durchführung dieser Gespräche, die im KJHG dem Jugendamt obliegen, von Kommune zu Kommune sehr unterschiedlich: mehr oder weniger auf Augenhöhe, mehr oder weniger entscheidungsoffen, mehr oder weniger bürokratisiert.

Nach meiner Weinsberger Zeit habe ich nur noch gelegentlich direkt mit Kindern und Jugendlichen professionell gearbeitet, wurde aber oft als Fallsupervisor, Teamberater oder Organisationsentwickler von Jugendhilfeeinrichtungen engagiert. Dadurch bin ich mit Jugendhilfefragen verbunden geblieben, zuletzt 2012 bis 2014 beim Aufbau der »Netzwerke Frühe Hilfen« in Baden-Württemberg.

5 Therapie und Supervision im Sozialstaat: Widersprüche und Visionen (ab 1990)

In den frühen 1990er Jahren wurde ich – in Nebentätigkeit neben meiner Stelle im Institut für Familientherapie – vermehrt von Einrichtungen der Jugendhilfe und der ambulanten Gemeindepsychiatrie als Fallsupervisor oder Teamentwickler angefragt. Gemeinsam war vielen dieser Einrichtungen, dass ihre Klient:innen oder Patient:innen in der Regel nicht auf eigenen Wunsch zu ihnen kamen, und dass diese Einrichtungen neben Systemischer Therapie oder Beratung oft zahlreiche weitere Dienstleistungen anboten. Die Frage, »Wer will hier was von wem, und wozu?«, war hier selten einfach zu beantworten. Viele stagnierende Fälle ließen sich leichter verstehen, sobald sie als eine Folge ungeklärter, zueinander widersprüchlicher, im Ergebnis unmöglicher und undurchführbarer Aufträge betrachtet wurden.

Wenn der Kunde König wäre

Mit Dieter Reuter, damals Leiter einer Frankfurter Jugendhilfeeinrichtung, formulierte ich eine Vision, die inzwischen unter dem Slogan der Kundenorientierung zu einer Selbstverständlichkeit geworden ist, damals aber zumindest aus dem fachlichen Verständnis von Jugendhilfe und Psychiatrie vielerorts Kopfschütteln auslöste.

Schweitzer, J., Reuter, D. (1991). Wenn der Kunde König wäre. Zur Zukunft öffentlich-rechtlicher psychosozialer Dienste. Zeitschrift für Systemische Therapie, 9 (4), 269–275.

Wir formulierten sieben »Was wäre, wenn …«-Fragen, die gemeinsam das Szenario einer radikal am Klient:innenauftrag orientierten Organisation öffentlich rechtlicher psychosozialer Dienste zeichneten:

Was wäre, wenn …

1. soziale Kontrolle und Beratung bzw. Hilfeleistung strikt voneinander getrennt würden?
2. Klient:innen Serviceinstitutionen der Jugendhilfe oder der Psychiatrie so benutzen könnten wie andere ihre:n Steuerberater:in?
3. es nicht auf die Bedürftigkeit, sondern auf das Bedürfnis ankäme (oder: »wer will, der darf«)?
4. dem Kunden:der Kundin nur die Dienstleistungen verkauft würden, die er:sie tatsächlich will?
5. arme Leute ihren Lebensunterhalt und ihre psychosozialen Dienstleistungen ohne »Bedürftigkeitsprüfung« erhielten?
6. der Kunde:die Kundin nur dann verköstigt würde, wenn er:sie Hunger hat?
7. dem Kunden:der Kundin eine Qualitätsgarantie (Produkthaftung) zustünde?

Der Artikel fasst dann zusammen: Was wären die Folgen dieser Ideen, würde man sie verwirklichen? Die Frage schien uns wichtiger als die sehr unterschiedlichen Antworten, die man auf sie geben könnte. Als eine neben vielen anderen dann naheliegende Folgerung erschien uns schon 1991 die Einführung eines erwerbsunabhängigen Grundeinkommens.

Kundenorientierung als Dienstleistungsphilosophie

Ab 1989 entwickelte sich die Fallsupervision in ambulanten und stationären Einrichtungen der Psychiatrie und der Jugendhilfe zu einem neuen Schwerpunkt meiner Arbeit. Bei vielen stagnierenden Therapien von Klient:innen mit »chronifizierten« Problemlagen stieß ich wiederkehrend auf die Frage, wer denn genau an welchen Aspekten dieser Dienstleistung (kein) Interesse hätte. Ich war beeinflusst von Steve de Shazers (1989) Unterteilung von Beratungsklienten in Kunden, Kläger und Besucher und von Jürgen Hargens (1993) Idee, dass doch wohl der Klient:die Klientin selbst der:die bestgeeignete Kundige (Kenntnisreiche) dafür sei, welche Beratung man ihm:ihr anbieten solle und welche nicht. Mit diesen Ideen und Erfahrungen als Basis versuchte ich, die Idee einer Kundenorientierung durchzubuchstabieren – auch für Organisationen wie Jugendhilfe und Psychiatrie, in denen die Klient:innen die Dienstleistung zwar erhalten, aber sie nicht bezahlen (insofern also im wirtschaftlichen Sinne keine klassischen Kund:innen waren) und über deren Ausgestaltung damals auch nur wenig mitzuentscheiden hatten.

Hatten wir »Wenn der Kunde König wäre« im Jahr 1991 noch als eine Art utopische Spinnerei geschrieben, in der systemischen Szene unterstützt lediglich durch den schon erwähnten sprachphilosophischen Aufsatz von Jürgen Hargens (1993), entwickelte sich in den nächsten drei Jahren ein mir plötzlich erscheinender Trend zur Kundenorientierung auch in Sozial- und Gesundheitsdiensten.

Plötzlich war die Frage nicht mehr, ob mehr Kundenorientierung erstrebenswert sei, sondern wie man sie durch Mitarbeiter:innenschulungen trainieren könne. Ich bekam Anfragen für ein- oder zweitägige Kundenorientierungstrainings. Diese Entwicklung konnte nicht durch unseren Aufsatz zustande gekommen sein, sie hatte diesen vielmehr überholt, als Teil einer breiteren Ökonomisierung des Gesundheits- und Sozialwesens. Gleichwohl erschien es mir nun an der Zeit, eine »How-to-do-it«-Auftragsklärung zu verfassen, zugeschnitten auf psychosoziale Einrichtungen (vor allem in der Psychiatrie und der Jugendhilfe), in denen die unmittelbaren Nutzer:innen der Einrichtung (Patient:innen und Klient:innen) die Dienstleistungen nicht selbst bezahlen (also nicht Kund:innen im klassischen Sinne sind) und für sie eine dritte Partei als Finanzier der Maßnahmen hinzutritt, deren Aufträge an die Dienstleister von denen der direkten Nutzer:innen oft stark abweichen. Zuweilen handelt es sich um Zwangs-Kund:innen, am deutlichsten in der Forensischen Psychiatrie. Aber bei jedem Krankenkassenpatienten bzw. jeder -patientin, bei jeder Beratung im Hartz-IV-Kontext der Sozialhilfeleistungen und auch bei jeder freiwilligen Jugendhilfemaßnahme spielen diese dritten Parteien (zuweilen auch noch vierte oder fünfte Parteien wie Gutachter:innen) als Finanziers und Auftraggeber eine wichtige Rolle und müssen bei der Auftragsklärung berücksichtigt werden. Dabei gilt es, einige Besonderheiten des deutschen Sozialstaats in den 1980er und 1990er Jahren mitzubedenken.

Schweitzer, J. (1995a). Kundenorientierung als systemische Dienstleistungsphilosophie. Familiendynamik – Interdisziplinäre Zeitschrift für Praxis und Forschung, 20 (3), 292–313.

Deshalb begann ich den Aufsatz mit einer sozialpolitischen Kritik unter der Überschrift: »Bedürftigkeit oder Bedarf: wovon hängt die Gewährung von Dienstleistungen ab?« Die objektive »Bedürftigkeit« eines Menschen nach Dienstleistungen wird von außenstehenden Fachleuten nach möglichst objektiven Kriterien untersucht. In der Medizin heißt sie »Indikation«. Wird sie von Fachleuten anerkannt, bekommt der:die »Bedürftige« einen Rechtsanspruch auf diese Dienstleistung. Kann oder muss er:sie die Kosten nicht selbst zahlen (im Gesundheitswesen betrifft das

90 % der Bevölkerung), dann ist die von Fachleuten bestätigte Bedürftigkeit die Fahrkarte zur Dienstleistung. Der subjektive »Bedarf« eines Menschen wird hingegen von ihm selbst formuliert. Wenn er das Gefühl hat, er brauche diese Dienstleistung, dann genügt das als Anspruchsgrundlage. Auf dieser Basis funktionieren alle Selbstzahler-Leistungen.

Mein Slogan der objektiven Bedürftigkeit als Anspruchsgrundlage für Sozialleistungen wurde wunderbar illustriert in einem Urteil des Oberverwaltungsgerichtes Hamm von 1991 (im Aufsatz auf S. 293 abgedruckt). Dort wollte ein Sozialhilfeempfänger eine um 47,80 DM erhöhte Sozialhilfe einklagen, um seinen wöchentlichen Bedarf an Präservativen decken zu können. Dafür waren ihm monatlich nur 20 DM bewilligt worden, was er eine Zumutung fand, da er mit seiner Freundin »im Durchschnitt 1,7 mal pro Tag« Geschlechtsverkehr habe und sich nicht vorschreiben lasse, wie oft er mit seiner Freundin schlafen dürfe. Das Gericht wies die Klage mit der Begründung ab, Aufgabe der Sozialhilfe sei es nicht, »dem Hilfesuchenden eine bestmögliche, maximale Bedürfnisbefriedigung zu ermöglichen, sondern lediglich das soziokulturelle Existenzminimum. Dies sei so zu bemessen, dass seine Menschenwürde keinen Schaden nähme. Ausreichend sei daher, wenn die gewährte Hilfe dem Kläger erlaube, etwa zwanzigmal im Monat mit seiner Freundin ohne Risiko einer Empfängnis geschlechtlich zu verkehren.« (Dass die Richter dem Kläger anschließend noch aufzeigten, wie er durch Kauf günstiger Großpackungen in Drogeriemärkten und Sexshops sogar auf 150 Kondome pro Quartal mit dem ihm zugestandenen Betrag kommen könne, soll für unser Thema hier nicht interessieren.)

Die objektive Bedürftigkeit als Anspruchsgrundlage trägt als ungewollte Nebenwirkung dazu bei, den Erfolg zahlreicher psychosozialer Dienstleistungen von vornherein zu vereiteln oder zu begrenzen. Denn es muss das richtige Problem für die richtige Einrichtung sein. Sucht ein Obdachloser für die Nacht ein Bett, kann er nicht einfach dem Aufnahmearzt einer psychiatrischen Klinik diesen Wunsch vortragen, sondern muss z. B. berichten,

Stimmen mit gefährlichen Aufforderungen zu hören (z. B. sich selbst oder andere zu töten). Oft müssen auch genügend viele Problemlöseversuche schon gescheitert sein. Wer eine frühzeitige Berentung beantragt, muss dafür mehrere erfolglose Vorbehandlungen seiner Erkrankungen dokumentieren. Echte Bedürftigkeit kann nur von Expert:innen festgestellt werden. Das führt dazu, dass viel Arbeitszeit hochqualifizierter Fachleute für die Feststellung dieser Bedürftigkeit aufgewendet wird.

Mit zahlreichen Fallbeispielen veranschaulichte ich die ungewollt kontraproduktiven Nebenwirkungen vieler psychosozialer Dienstleistungen unter dem »Bedürftigkeitsparadigma« und buchstabierte schließlich Kund:innenorientierung als beraterische Praxis Schritt für Schritt durch. Deren allgemeine Leitfrage lautet: Wer will was von wem? Wann? Wozu? Gegen wen?

1. *Wer* sind die Kund:innen? – Welche kommen aus dem privaten, welche aus dem professionellen Umfeld des Patienten:der Patientin? Welche sind präsent, welche nur indirekt beteiligt? Habe ich als Profi selbst auch eine eigene Agenda?
2. *Was* genau wollen die einzelnen Kund:innen? Kommen sie mit eigenen Anliegen, oder um mitzuhelfen oder um zu klagen?
3. *Welche »Dosis«* von Hilfeleistungen wünschen die einzelnen Kund:innen? Wie häufig sollen Gespräche stattfinden, wie lange ein:e Patient:in im Krankenhaus bleiben?
4. *Wie gestaltet sich das Timing?* Was ist der gewünschte optimale Moment der Hilfeleistung?
5. *Welches Ziel* strebt die Intervention an? Eine Verbesserung, gar »Heilung«, oder nur die Abwehr einer Verschlimmerung? Ist vielleicht auch ein Scheitern der Intervention ein Erfolg, wenn erst danach eine andere, kostspieligere, aber bevorzugte Intervention genehmigt wird?
6. *Wie widersprüchlich oder übereinstimmend* sind die verschiedenen Kund:innenwünsche? Wer will nichts? Was wird nicht gewollt? Wer soll nicht tätig werden? Wozu ist es noch zu früh oder schon zu spät? Welche Ergebnisse wären unerwünscht?

Je mehr sich zu diesen Fragen Klarheit einstellt, kann es ans Verhandeln gehen. Zerstrittenen Auftraggeber:innen wird man den bisherigen Auftrag »zurückgeben« (»Ich werde erst tätig, wenn ich von Ihnen gemeinsam einen realisierbaren Auftrag bekomme.«). Wollen die Kund:innen nicht, was der Profi anbietet, muss dieser nach eigener Trauerarbeit sein Engagement reduzieren. Schließlich gilt es zu tun, was getan werden muss, und zu prüfen, ob und in welchem Umfang die Kund:innenwünsche erfüllt worden sind.

Dass dieser Artikel im Trend lag, zeigte sich neben einigen schon erwähnten Anfragen an mich auch daran, dass in der Folgezeit mehrere ästhetisch anspruchsvolle Methoden zur Auftragsklärung publiziert wurden, u. a. das »Auftragskarussell« von Arist von Schlippe (1996). Ich selbst habe in den 1990er Jahren in meiner Arbeit die Auftragsklärungsfragen aus diesem Artikel mit Sprechchor-Praktiken kombiniert (Schweitzer, 1997b).

Allerdings kam dieser Trend nicht überall an. Auftragsklärung blieb in der Praxis auch sehr renommierter psychiatrischer Kliniken (vermutlich bis heute) weiterhin ein Fremdwort. Ich erinnere aus dem Supervisionsprozess in einer psychiatrischen Tagesklinik, in der Patient:innen gegenüber dem Behandlungsplan oft Compliance vermissen ließen, einen Disput zwischen dem Oberarzt und mir. Er sah die Ursache für solche Non-Compliance darin, dass bei den (im Durchschnitt etwa 25 Jahre jungen) Patient:innen ein »schizophrenes Residualsyndrom« ihnen die Einsicht in das Notwendige erschwere. Ich erklärte mir und dem Team diese Non-Compliance hingegen damit, dass bislang, oft auch Wochen nach Aufnahme, noch keine Auftragsklärung stattgefunden habe; und/oder die Patient:innen oder deren wichtige andere wollten einfach nicht das, was ihnen das Team anbiete, sondern vermutlich etwas anderes, bis zu diesem Zeitpunkt noch nicht Erfragtes. Nachdem der Oberarzt in jeder Sitzung die Formel »schizophrenes Residualsyndrom« und ich die Formel »noch keine Auftragsklärung« wie in einem Sprechchor skandiert hatten, bot ich meine Demission als Supervisor an und empfahl, eine:n andere:n für diese Aufgabe zu suchen, für die:den »schizophrenes Residualsyndrom« ein klinisch hilfreiches und umsetzbares Konzept sei.

Teamsupervision: Opium fürs Volk

Supervision als eine Form der Selbstreflexion psychosozialer Praxis ganzer Fachteams folgte vielerorts um 1990 anderen Gesetzen als in den Jahren nach der Jahrtausendwende. Damals wurde im relativ reichen Südwesten Deutschlands, in dem ich vorwiegend arbeitete, mehr Geld für Supervision mit unklarer Zielsetzung als heute bereitgestellt. Interne Diensthierarchien existierten zwar formal, wurden aber möglichst oft negiert oder dementiert, weil flache Hierarchien auch damals schon in Mode waren und viele der damaligen Beschäftigten aus den Traditionen der Studentenbewegung und der späteren Friedens- und Ökologiebewegung kamen. Konflikte mit Vorgesetzten wurden aus der Supervision herausgehalten, indem diese Chefs zur Teamsupervision gar nicht hinzukamen, übrigens oft auf beidseitigen Wunsch. Die Zeitperspektive der Teamsupervision war sehr offen, und konnte sich ins gefühlt Unendliche ausdehnen. Dies alles provozierte mich zu dem Vortrag und späteren Aufsatz »Teamsupervision – Opium für das Volk«.

Schweitzer, J. (1995b). Teamsupervision: Opium für das Volk. In A. Bentner, S. J. Petersen (Hrsg.), Lernkultur, Personalentwicklung und Organisationsberatung mit Frauen (S. 159–170). Frankfurt a. M.: Campus.

Der Aufsatz begann mit einem Zitat von Karl Marx aus seinem Frühwerk »Zur Kritik der Hegelschen Rechtsphilosophie«. Darin bezeichnete Marx Religion (und zwar jede Religion) als »Opium für das Volk« – als ein Beruhigungsmittel, dass den Arbeitern helfe, die ihnen vom kapitalistischen Ausbeutungssystem zugefügten Leiden auszuhalten, anstatt gegen diese zu protestieren und sie zu überwinden (Marx, 1843–44/1976). In diesem Ausspruch ersetzte ich »Religion« durch das Wort »Teamsupervision«:

»Das Elend der Teamsupervision ist in einem der Ausdruck des wirklichen institutionellen Elendes und in einem die Protestation gegen das wirkliche Elend. Die Teamsupervision ist der Seufzer der bedrängten Mitarbeiter, das Gemüt einer herzlosen institutionellen Welt, wie sie der Geist konzeptionsloser Zustände ist. Die Teamsupervision ist das Opium der Mitarbeiter. Die Aufhebung der Teamsupervision als des illusorischen Glücks der Mitarbeiterinnen ist die Forderung ihres wirklichen Glücks« (Schweitzer, 1995b, S. 159).

Anhand mehrere Fallbeispiele charakterisierte ich die damals vorherrschende Form von Teamsupervision als »angetörnt-sedierend-unendlich-ineffektiv«. Psychosozial Beschäftigte würden nicht mehr mit »Brot und Spielen« angelockt, sondern mit »Wohnraum und Supervision«. Vorgesetzten erspare sie, sich den auf sie gerichteten Ärger der Mitarbeitenden anzuhören. Die Entsorgung und Deponie von Unzufriedenheit der Mitarbeiter:innen erledigten für sie nun die Supervisor:innen. Man »erzeuge Intimität in der warmen Supervisionsstube«; man fördere mit Kaffee, Kuchen, Kerzen eine besonders gemütliche Atmosphäre; und man erkundige sich kontinuierlich bei jedem Mitglied: »Wie fühlen Sie sich jetzt gerade?« Schließlich halte man einen regelmäßigen, idealerweise vierzehntägigen Abstand ein, verzichte zu erfragen, was sich seit der letzten Sitzung verändert habe, vergesse die anfänglich geäußerte Zielsetzung und erfinde stattdessen immer neue.

Dem stellte ich als Gegenmodell eine »nüchtern-stimulierend-endlich-systemische« Form der Supervision gegenüber. Diese sorge dafür, dass Besprechungsergebnisse der Supervision mit den Vorgesetzten kommuniziert werden und diese sogar Verantwortung für die Umsetzung von Supervisionsergebnissen übernehmen. Thematisch orientiere sich diese Supervision weniger an den beklagten Problemen als vielmehr an den angestrebten Veränderungszielen. In der Zeitgestaltung sei sie sehr flexibel und die Terminabfolge orientiere sich am Veränderungstempo: je weniger Dynamik im Team, desto länger die Abstände zwischen den Supervisionssitzungen. Direkte Vorgesetzte seien im Regelfall in der Supervisionssitzung präsent.

Diese Form von Supervision habe ich durch meine ganze Berufslaufbahn hindurch vorwiegend praktiziert. Ich habe aber, das muss ich eingestehen, meine Haltung in diesem Aufsatz seit etwa 2002 in mehreren Supervisionskontexten teilweise zu revidieren begonnen. Zu diesem Zeitpunkt supervidierte ich vermehrt Teams mit hoher Personalfluktuation, besonders in Unikliniken mit Schichtdienst, und mit extrem schneller Rotation in der Leitungsebene, besonders bei der Oberärzteschaft. In diesen Supervisionssitzungen gehörte ich als Supervisor nach nur drei Jahren Supervisionsprozess oft schon zu den dienstältesten Teilnehmer:innen, bei denen oft Beruhigung und Halt gesucht wird. In diesen Supervisionen war weniger die Irritation festgefahrener unproduktiver Arbeitsweisen unter langjährigen Mitarbeitenden die Herausforderung, sondern die möglichst schnelle und dauerhafte Stabilisierung und Ermächtigung der ständigen Neuzugänge. Die hierbei gewonnenen Erfahrungen sind beispielhaft beschrieben in Kapitel 19.

6 Was rauscht im Blätterwald? – Ironische Reviews (1990 bis 1993)

Mein Freund Wolfgang Herzog und ich wurden 1990 von Helm Stierlin und Josef Duss-von Werdt, den Gründern der Zeitschrift »Familiendynamik«, eingeladen, für dieses Fachmedium eine fortlaufende Kolumne namens »Was rauscht im Blätterwald?« zu schreiben. Die neue Rubrik sollte frisch veröffentlichte Literatur zu aktuellen fachlichen Themen in möglichst essayistischer Form darstellen. Das hat uns über ca. vier Jahre viel Spaß gemacht, bis Wolfgang Herzog als Erster von uns beiden beschloss, ab nun seriöser und karriereförderlicher zu schreiben, was dann der Kolumne ein rasches Ende bereitete, seinem akademischen Aufstieg aber förderlich war.

Viel Feind, viel Ehr: Zur Kritik an der Familientherapie

Als wir mit der Kolumne um 1990 begannen, hatte sich eine beachtliche Menge an Kritik am systemischen Ansatz und dessen Praktiken angehäuft. Die Kritiker:innen kamen aus ganz entgegengesetzten Positionen und agierten aus unterschiedlichen Motivlagen heraus. Da waren empirisch-positivistische Wirksamkeitsforscher:innen auf der einen und kritische Theoretiker:innen und Marxist:innen auf der anderen Seite. Da wurde die systemische Familientherapie kritisiert von Feminist:innen und biologischen Psychiater:innen, von verunsicherten Eltern von Psychosepatient:innen und von irritierten ehemaligen Familientherapeut:innen. Wir verwandelten unsere Literaturrezeption in die literarische Form eines Dramas in fünf Akten.

Schweitzer, J., Herzog, W. (1990). Viel Feind, viel Ehr – Zur Kritik an der Familientherapie. Familiendynamik – Interdisziplinäre Zeitschrift für Praxis und Forschung, 15 (4), 363–375.

Im ersten Akt: »Die Opfer der Familientherapie formieren sich« klagt der »Anwalt der unschuldigen Eltern« die Familientherapie der 1970er Jahre an, Eltern als pathogenen Faktor für die Schizophrenie ihrer Kinder angesehen zu haben. Im zweiten Akt: »Die Familientherapie als Agent des Kapitals – Rudi Dutschkes Enkel überführen sie« treten mehrere Ankläger auf. Der »Theoriekritiker« will die »allzu abstrakte« Systemtheorie an den Pranger stellen. Mit ihr halte eine Computerlogik Einzug in die Psychotherapie, die sich als konstruktive Sozialtechnologie an der Schaffung der total funktionalen, computergerechten Familie beteilige. Dem folgt die »Therapeutische Bescheidenheit«. Die Einwegscheibe, mit dem therapeutischen Team unsichtbar hinter einer Scheibe, sowie die routinemäßigen Videoaufnahmen wären nur durchsetzbar gewesen, weil die meisten Familien sich nicht dagegen zu wehren trauten. Der »Feind der bürgerlichen Kleinfamilie« wirft der Familientherapie vor, sie betreibe das Zusammenbleiben von Familien auf Kosten der Emanzipation ihrer einzelnen Mitglieder, besonders der Frauen.

Im dritten Akt wird »Die Familientherapie als Agent des Patriarchats« kritisiert – »Die Frauenbewegung knöpft sie sich vor«. Neben »der Feministin« taucht hier auch »der Feminist« als Kritiker auf. Er »möchte allem Enormen und Bedeutsamen zustimmen, was die Frauenbewegung bereits gesagt und geschrieben hat« und zählt dann eine imposante Literaturliste auf, deren schiere Länge ihn als Mann ausweist. »Die Feministin« hingegen findet, dass die Systemtheorie die besondere Rolle der Frau in der Familie vernachlässige, ihre geschlechtsspezifischen Erfahrungen. Die in Familientherapien oft kritisierte »überbehütende Mutter« zeige sich als solche nur in einer Gesellschaft, die die Sorge um die Kinder zu einer ausschließlichen Aufgabe der Frau mache.

In einem »Zwischenspiel« wittern »einige bislang Zukurzgekommene« ihre Chance. Das sind der Netzwerktherapeut, der behaviorale Elterntrainer und das »Spieglein, Spieglein an der Wand«. Im vierten Akt »zieht die Familientherapie sich zurück, berät sich und macht einen Sprung«. Sie lässt sich zum Zwecke ihrer Verteidigung nun extern beraten. Ihre Berater:innen sind »die Durchhalterin«, »der Umbenenner« (»Lege dir einen neuen Namen zu – einen zweiten, zusätzlichen, den du je nach Kontext hervorholen kannst«) und »die Umdenkerin«. Die Umdenkerin empfiehlt der Familientherapie, diese Kritiken ernst zu nehmen und vermehrt neuere Praktiken anzuwenden wie das demokratischere »Reflecting Team« statt der autoritären »Einwegscheibe« und das hypothetische, weniger festschreibende, zukunftsorientierte zirkuläre Fragen. Im fünften Akt haben nun wiederum die Kritiker die Neuentwicklungen der Systemischen Therapie in den 1980er Jahren zur Kenntnis genommen. Eine »Up-to-date-Kritikerin«, im Dialog mit einer »Neuen Systemischen Therapie«, akzeptiert die vorgetragenen Veränderungen, wirft nun aber wiederum neue Kritikpunkte vor – das Spiel von »Viel Feind, viel Ehr« bleibt also der Familientherapie vorerst erhalten.

Was weiß die Wissenschaft über Helm S.?

In den Jahren 1989 bis 1991 arbeitete ich zum zweiten Mal, wie zuvor schon einmal als Zivildienstleistender in den Jahren 1980 und 1981, mit Helm Stierlin im damaligen Institut für Familientherapie des Uniklinikums Heidelberg zusammen. Ich lernte ihn als Mensch, Theoretiker, Therapeuten und Vorgesetzten genauer kennen als zuvor. Wolfgang Herzog kannte ihn aus der nachbarschaftlichen Perspektive der damals anderen Heidelberger Schule der Familientherapie um den Internisten und Psychosomatiker Ernst Petzold (1979). Stierlins 65. Geburtstag im März 1991 bot uns die Gelegenheit, Helm S. wie ein Forschungsobjekt zu beschreiben, und zwar mehrheitlich in Begriffen, die er selbst in seinen eigenen Untersuchungen für andere Studienobjekte verwendete, wobei wir einen großen Teil der von uns für diesen Artikel rezipierten Forschung schlicht selbst erfanden oder bekannte literarische Originalzitate, etwa aus Goethes »Faust«, für die Charakterisierung von Helm S. behutsam umformulierten. Wir folgten damit dem in dieser Zeit unter Systemiker:innen populären, Heinz von Foerster zugeschriebenen Slogan, »Wahrheit sei die Erfindung eines Lügners« – einer Geisteshaltung, die wissenschaftstheoretisch anspruchsvoller als »radikaler Konstruktivismus« bezeichnet wird.

Herzog, W., Schweitzer, J. (1991). Zwischen Geist und Natur. Was weiß die Forschung über Helm S.? Familiendynamik – Interdisziplinäre Zeitschrift für Praxis und Forschung, 16 (2), 169–175.

»Habe nun, ach! Philosophie
Und praktischerweise auch Medizin
Durchaus studiert, mit heißem Bemüh'n
Und bin so klug als wie zuvor«

Diese Zeilen dienten uns als Einleitung in das von Johann Wolfgang von Goethe im Jahr 1806 verfasste Drama »Stierlin I«. Goethe entfaltet darin die Dialektik seines Untersuchungsgegenstandes Helm S. zwischen einer These (»Zwar bin ich gescheiter als alle die Laffen, Doktoren, Magister, Schreiber und Pfaffen«) und deren Antithese (»Dafür ist mir auch alle Freud entrissen. Bilde mir nicht ein, was Rechtes zu wissen. Bilde mir nicht ein, ich könnte was lehren«). Von jüngeren Autoren (Paul Watzlawick, 1985: »Der erfundene Stierlin«) werde aber ein Mystizismus-Vorwurf gegen Helm S. (»Drum hab ich mich der Magie ergeben …«) ebenso abgelehnt wie eine Beschreibung von Helm S. als Agnostizist (»[D]ass ich nicht mehr, mit saurem Schweiß, zu sagen brauche, was ich nicht weiß.«)

Im ersten Hauptkapitel »Helm S. – Der Geist« beziehen wir uns auf eine Veröffentlichung der sogenannten »Tübinger Gruppe«, bestehend aus dem Dichter Friedrich Hölderlin, dem Philosophen Georg Friedrich Hegel und dem Schriftsteller Peter Härtling. Diese grandios lange Langzeitstudie lief in den Jahren zwischen 1813 und 1977 unter dem Titel: »Neckarabwärts auf Helm S. geschaut«. Hölderlin habe in seinem Tübinger Turm eine Einwegscheibe einbauen lassen und dahinter ein drehbares Fernstreckenteleskop aufgestellt. Mit diesem seien »gleichsam überschneidende, jedoch jeweils andere Aspekte der Realität des Phänomen Helm S. selbst noch im fernen Heidelberg zu beobachten gewesen«. Als eine weitere Originalstudie wird »Die Verdrängung des Triebhaften im Œuvre von Helm S.« in Freuds »Studien zur Hystorie« erwähnt. Helm S. sei wiederum von Milan Kundera beeinflusst worden, dem Autor des Buches »Die unerträgliche Leichtigkeit des Seins«. Dieser Buchtitel habe auf ihn paradox gewirkt. Stierlin habe begonnen, die von ihm selbst diagnostizierte »unerträgliche Schwere des (familiären) Seins« unerträglich zu finden und sich für leichtere Sichtweisen zu interessieren. Mehrere Italienreisen nach Mailand hätten dazu beigetragen, diesen »von der Schwergewichtigkeit des deutschen und angelsächsischen Kulturerbes gedrückten Mann hör- und nachlesbar verändert zu haben.«

Das andere Hauptkapitel ist übertitelt mit: »Helm S. – Die Natur«. Hier haben wir Spekulationen darüber vorgestellt, wie durchlässig oder undurchlässig die Grenze zwischen Innen und Außen (im Fachjargon die System-Umwelt-Grenze) bei Helm S. gestaltet sei. Oft wurde vermutet, es gäbe einen Zusammenhang zwischen seinem viele Jahre lang allein aus Frauen bestehenden Familiensystem (eine Mutter, eine Ehefrau, zwei Töchter) und seinen Mitarbeiterteams, deren innerster Kern über 17 Jahre aus sechs Männern und nur einer Frau bestand. Helms S. habe auch Charles Darwins Evolutionstheorie sehr herausgefordert, wonach nur die Fittesten überleben. Dass der zuweilen zerstreute und räumlich desorientiert wirkende Helm S.

dennoch beruflich sehr erfolgreich gewesen sei, passe zu dieser Theorie nicht gut. Sein therapeutischer Kommunikationsstil stimme hingegen trefflich mit der vom Physiker Heisenberg formulierten »Unschärferelation« überein: Helm S. habe häufig demonstriert, wie ein Therapeut durch eine zuweilen verwirrte, diffuse und knapp am Thema vorbei liegende Kommunikation seine Klienten zu immer mehr eigener Klarheit über ihre eigenen Belange anregen könne.

7 Das Ende der großen Entwürfe: Der Mega-Kongress (1991)

In den Jahren um und nach 1980 wurden in der Systemischen Therapie mehrere geisteswissenschaftliche Theorien intensiv rezipiert, die auch die therapeutische Praxis veränderten. Gemeinsam ist allen die Idee, dass die Weise unseres Denkens und Sprechens über die psychische und soziale Welt einen starken Einfluss darauf hat, wie sich diese Welt entwickelt. Die psychische Welt (unsere Gedanken und Gefühle, unsere Eigenschaften, unsere Kompetenzen und Defizite) ist nicht »einfach da«, sondern sie wird von uns durch unsere Gedanken und unsere Formulierungen in großem Umfang konstruiert, erzeugt, geschaffen. Die Erkenntnistheorie des Konstruktivismus (von Glasersfeld, 1994) befasst sich mit dem Einfluss unserer Gedanken, die sozialwissenschaftliche Theorie des »sozialen Konstruktionismus« (Gergen u. Gergen, 2009) mit dem Einfluss unserer Beziehungen, die sprachwissenschaftliche »narrative Theorie« (White u. Epston, 1990) mit dem Einfluss der Geschichten und Erzählungen auf unser Leben.

Aus einer anderen Quelle, aber zu ähnlichen Schlüssen kommt in dieser Zeit das von französischen Philosophen begründete »Postmoderne Denken«. Es entsteht aus der Kritik an den »großen Erzählungen« (Lyotard, 1979/1986), besonders an denen der monotheistischen Religionen (Christentum, Islam, Judentum) sowie des Kommunismus und des Faschismus. Diesen Erzählungen ist gemeinsam, dass das Leben in ihnen auf eine Endzeit als Ziel zusteuert: auf das Paradies in den Religionen, auf die klassenlose Gesellschaft im Kommunismus, auf die Überlegenheit des eigenen gegenüber anderen Völkern im Faschismus. Dieser jeweiligen Endzeit soll und muss das weniger wichtige diesseitige Leben untergeordnet werden, auf dieses Ziel gilt es, möglichst alle Menschen einzuschwören, diesem Ziel dürfen und müssen Opfer gebracht werden.

Die Postmoderne kritisiert dieses endzeitliche Denken der großen Erzählungen als totalitär. Durch ein solches Denken entstünden immer wieder terroristische Praktiken, Kreuzzüge und Glaubenskriege, Konzentrationslager und Gulags. Die Postmoderne setzt ihm eine Politik des »anything goes«, der »kleinen Erzählungen«, der vielen gleichrangigen »lokalen Wahrheiten« entgegen. In der Architektur wird die postmoderne Kritik am »Diktat der geraden Linie« sichtbar (eine Formulierung des Künstlers Friedensreich Hundertwasser). Kleine Erker und Schnörkel werden in der Architektur gegenüber brutalistischen, großflächigen, standardisierten, grundsätzlich rechtwinkligen Gebäuden bevorzugt. In der Politik taucht das postmoderne Denken in der Vorstellung einer multikulturellen Gesellschaft, in Politik und Wirtschaft nochmal später als »Diversität« auf. In der Systemischen Therapie speist das postmoderne Denken die Idee, dass alle Teilnehmer:innen an sozialen Systemen ihre eigenen Wahrheiten mitbringen, die alle gleichermaßen Existenzberechtigung haben. Diese Vielfalt soll gefördert werden.

Für mich begann die Auseinandersetzung mit dem (radikalen) Konstruktivismus, dem sozialen Konstruktionismus, dem narrativen Ansatz und der Postmoderne in den Jahren zwischen 1980 und 1990. Der von mir erlebte Höhepunkt dieser Auseinandersetzung war die Tagung »Das Ende der großen Entwürfe und das Blühen systemischer Praxis« im Mai 1991 in Heidelberg. Anlass für die Tagung war die Emeritierung unseres Chefs Helm Stierlin zum September 1991, Veranstalter das nach Stierlins Emeritierung von Auflösung bedrohte »Institut für Psychoanalytische Grundlagenforschung und Familientherapie«, Tatort die Stadt- und Kongresshalle Heidelberg. Zum größeren historischen Umfeld der Tagung gehörte der Zerfall des kommunistischen, von der Sowjetunion dominierten Ostblocks in Europa, der Fall der innerdeutschen Mauer und die Grenzöffnungen zwischen Ost- und Westeuropa.

Am Ende kamen 2.200 Menschen zur Tagung, darunter mindestens 150 aus Mittel- und Osteuropa. Für sie hatten wir zahlreiche private Übernachtungsplätze bei Kolleg:innen in der Region organisiert, da Westpreise für sie unerschwinglich gewesen wären; so entstanden viele neue Freundschaften vor allem mit Kolleg:innen aus Polen, Tschechien, Ungarn und Russland. Unterstützt von unseren älteren Kolleg:innen – Helm Stierlin, Gunthard Weber, Gunter Schmidt, Fritz B. Simon, Ingeborg Rücker-Embden-Jonasch – waren wir drei damals am Institut tätige Mitarbeiter – Arnold Retzer, Hans Rudi Fischer und ich – für die Organisation der Tagung zuständig, was eineinhalb intensive Vorbereitungsjahre in Anspruch nahm. Von der Tagung selbst blieben zahllose Erinnerungen. Schriftlichen Niederschlag fand sie in zwei Bänden im Suhrkamp-Verlag. »Das Ende der großen Entwürfe« enthielt die philosophisch-theoretischen (Fischer, Retzer u. Schweitzer, 1992), »Systemische Praxis und Postmoderne« die therapiepraktischen und politischen Beiträge (Schweitzer, Retzer u. Fischer, 1992). Unter den Referentinnen und Referenten waren fast alle damals prominenten Theoretiker von von Foerster, von Glasersfeld, Morin, Luhmann und Watzlawick bis Maturana und Varela, sowie fast alle damals prominenten Praktiker:innen von Watzlawick, Selvini Palazzoli, Boscolo, Cecchin, Prata über Imber-Black und Sluzki bis zu de Shazer und White, unsere Heidelberger Gruppe nicht zu vergessen.

8 Handwerkszeug für die Praxis

In ihrer frühen Zeit, also den 1970er und 1980er Jahren, fiel die Systemische Therapie durch ihre spektakulären Interventionen auf. Die Skulpturarbeit (Duhl, Kantor u. Duhl, 1973; Schweitzer u. Weber, 1982), die theatralischen Re-Arrangierungen der strukturellen Familientherapie (Minuchin, 1977), die paradoxe Symptomverschreibung und das zirkuläre Fragen der Mailänder Gruppe (Selvini Palazzoli, Boscolo, Cecchin u. Prata, 1978, 1981) erregten Aufsehen. Neben den einzelnen Techniken war die Vielfalt von Settings faszinierend, also die Diversität der Antworten auf die Frage: Wer sollte wann mit wem worüber und mit welcher Zielsetzung sprechen? Über die Jahre hinweg wurden Tools und Settings zunehmend zielgenauer eingesetzt, indem eine »kundenorientierte Auftragsklärung« (Schweitzer, 1995a) mit der Leitfrage »Wer will hier eigentlich genau was von wem, wann, in welcher Dosis, zu welchem Zweck?« deren Einsatz zunehmend präzisierte. Auch Tools und Settings wurden immer präziser beschrieben, intensiver geübt, alltagstauglicher, einfacher, von immer mehr Menschen nutzbar. Und sie wurden über die ursprüngliche Familientherapie hinaus in immer weiteren Arbeitsfeldern einsetzbar und eingesetzt.

Techniken und Settings sind bis heute wichtig und ziehen in den Bann, haben aber gegenüber den zugrundeliegenden Haltungen an Prominenz verloren. Derzeit herrscht in der systemischen Szene die Grundidee vor, jede therapeutische Vorgehensweise müsse aus einer systemischen Haltung herausfließen, sonst werde sie nicht authentisch, überzeugend und im Ergebnis wirksam sein. »Tooligans«, ein meines Wissens von Matthias Ohler geprägter Wortmix aus den Worten »Tools« (Werkzeuge) und »Hooligans« (zu allen Schandtaten bereite Fans), zeigten hingegen ein geradezu süchtig-abhängiges Verlangen nach möglichst vielen, hochstrukturierten, überall ohne langes Nachdenken gleichermaßen anwendbaren systemischen Tools. Diese werden von den eher philosophischen Kontextualisten kritisiert, die am liebsten jedes therapeutische Vorgehen in einem bestimmten Moment als ein einzigartiges, immer wieder anderes »Unikat« verstehen möchten. Vermutlich ist das Erlernen von Tools für jüngere und unsichere Kolleg:innen am Beginn ihrer Ausbildung lohnenswerter als für erfahrenere und selbstgewisse Fortgeschrittene.

Die Familienskulptur

In dem ersten meiner beiden amerikanischen Ausbildungsinstitute, dem Boston Family Institute, war um 1970 die Familienskulptur aus dem Psychodrama heraus für die Familientherapie adaptiert worden (Duhl, Kantor u. Duhl, 1973) und gehörte gewissermaßen zu den täglichen Lockerungsübungen unserer Ausbildungsseminare. Im Heidelberger Familientherapie-Institut stellte ich fest, dass auch Gunthard Weber mit der Familienskulptur Bekanntschaft gemacht hatte, bei der Kinderpsychiaterin Thea Schönfelder in Hamburg. Er äußerte in einer Teambesprechung, er wolle darüber einen Aufsatz schreiben. Ich sagte: Ich auch! Ein dreiviertel Jahr später war der gemeinsame Aufsatz geschrieben und gehörte dann etwa eine Dekade lang zu den damals meistzitierten systemtherapeutischen Beiträgen (Schweitzer u. Weber, 1982).

Schweitzer, J., Weber, G. (1982). Beziehung als Metapher. Die Familienskulptur als diagnostische, therapeutische und Ausbildungstechnik. Familiendynamik – Interdisziplinäre Zeitschrift für Praxis und Forschung, 7 (2), 113–128.

Skulpturen regen bevorzugt unser rechtshemisphärisches Denken an, das sich in ganzheitlichen Bildern und Metaphern auf einer eher intuitiven Ebene vollzieht. Rechtshemisphärisches Denken passt gut dazu, wie familiäre Beziehungsprozesse ablaufen: gleichzeitig, ganzheitlich und kreisförmig. Was man in Familienprozessen wahrnimmt, sind Bilder, deren Elemente zumindest im aktuellen Moment nicht in Einzelteile und Ursache-Wirkungs-Ketten aufgeteilt werden können (später und aus der Distanz betrachtet schon!). Die Skulptur ermöglicht ein sinnlich-konkretes Erleben der Familienprozesse auch über taktile und visuelle Wahrnehmungskanäle, also über universellere Kommunikationsmedien als die Sprache.

Der Aufsatz beschreibt zunächst die Grundelemente, aus denen jede Skulptur besteht und die in ihr gezielt eingesetzt werden: horizontale und vertikale Abstände; Zuwendung oder Abwendung; Mimik, Gestik und Körperhaltung; Nachspüren, wie es sich am zugewiesenen Platz anfühlt. Danach werden zahlreiche Variationsmöglichkeiten vorgestellt: Man kann die Enge oder Weite des familiären Raumes abstecken; Familienmitglieder können aus der Skulptur hinaustreten, durch eine:n Stellvertreter:in ersetzt werden, sich das Bild von außen ansehen. Wichtige Nicht-Anwesende lassen sich durch Objekte oder beschriftete Karteikarten auf dem Fußboden virtuell in die Skulptur einbauen. Veränderungen über die Zeit lassen sich sichtbar machen. Eine Skulptur kann für den Zeitraum vor und eine für den Zeitraum nach einer wichtigen Veränderung (z. B. Tod, Hochzeit, Emigration) aufgebaut werden, sowohl als Differenz zwischen Vergangenheit und Gegenwart als auch zwischen Gegenwart und Zukunft. Skulpturen können in Bewegung gesetzt und zu einer »Choreografie« werden, deren Bewegungstempo variiert – mal langsamer, mal schneller. Eine Skulptur darf auch statt der realen Beziehungen eine zuvor sprachlich formulierte Metapher inszenieren, etwa ein »Gefängnis mit dicken Mauern« oder einen »Tanz um das Goldene Kalb«.

Gunthard Weber knüpfte einige Jahre später erneut an die Praxis der Familienskulptur an, als er als Therapeut, Seminarleiter, Autor und Verleger Bert Hellingers Aufstellungsarbeit bekannt machte (Weber, 1993). »Skulptur« hieß nun »Aufstellung«. Ob beide etwas komplett Verschiedenes oder etwas sehr Ähnliches seien, wurde für mehrere Jahre zu einem heiß umstrittenen Abgrenzungsthema. Ich selbst konzentrierte mich in den 1980er Jahren, unter dem Einfluss vor allem von Gianfranco Cecchin, zunächst auf das Erlernen und Verfeinern eines vorwiegend verbalen Vorgehens im Mailand-Heidelberger Stil, mit schnellen, zirkulären, hypothetisch-phantasieanregenden Fragen und möglichst wirksamen paradoxen Abschlussinterventionen. Die Arbeit mit Skulpturen griff ich erst ab 1992 wieder stärker auf, zunächst in meiner Arbeit mit Familien, ab 1997 dann vor allem in der Team- und Organisationsberatung. In den theoretischen und weltanschaulichen Disput über die Aufstellungsarbeit habe ich mich nicht eingeschaltet, diese aber gut zwanzig Jahre später mit einem Forschungsteam empirisch auf ihre therapeutische Wirksamkeit untersucht (Weinhold, Bornhäuser, Hunger u. Schweitzer, 2014). Für diese Studie konnten wir Gunthard Weber sowie seine Schülerin und Nachfolgerin Diana Drexler als Leitungen dieser Aufstellungsseminare gewinnen.

Die Sprechchortechnik

Es gibt nur eine einzige »Technik«, von der ich behaupten kann, sie zum Korpus der systemischen Therapiepraktiken als vollständige Eigenentwicklung beigetragen zu haben: den Sprechchor. Seine Geburt verdankt sich einem Zusammentreffen mehrerer voneinander unabhängiger, teilweise unangenehmer Entwicklungen. Unangenehm war in den Jahren um 1992, dass ich häufiger Rückenschmerzen hatte, weil ich zu oft zu lange in den orthopädisch ungünstigen, ausgeleierten Sesseln im Familientherapieraum des Instituts in der Heidelberger Mönchhofstraße 15a saß. Unangenehm waren damals auch milde Selbstwertzweifel über meine eigene therapeutische Kompetenz. Ich fand, einige meiner Kolleg:innen seien deutlich begabter im zirkulären Fragen und im Formulieren von Schlussinterventionen. Ferner standen bei mir einige wichtige Entscheidungen an, mit denen ich mich schwertat, was ich mir wiederum als Entscheidungsschwäche vorwarf.

In dieser Gemengelage fragte mich Hans Rudi Fischer, ob ich einen arbeitsweltbezogenen Workshop-Beitrag zur Tagung »Die Wirklichkeit des Konstruktivismus« im Frühjahr 1992 anbieten wolle. Fasziniert nahm ich die Anfrage an. Ich hatte schon lange den Eindruck, dass das konstruktivistische Denken in der Familientherapie bislang viel stärker als in der arbeitsweltlichen Beratung von Coaching und Supervision angekommen sei. Ich nannte diesen Workshop »Wie de-konstruiere ich meinen Job?«. Dieser Workshop wurde ein absoluter Renner. Ich habe ihn in fast drei Jahrzehnten wohl über 200 Mal durchgeführt, in kleinen Gruppen genauso wie vor Auditorien mit 140 und mehr Zuhörer:innen, und in mehreren Aufsätzen beschrieben (Schweitzer, 1997b, 2006a, 2006b; von Schlippe u. Schweitzer, 2012, S. 292–294).

Schweitzer, J. (1997b). Wie dekonstruiere ich meinen Job? Pflegedokumentation, 50 (8), 7–8.

Als Ingredienzen menge ich in diesem Workshop mehrere Interventionen zusammen; der Sprechchor selbst stellt erst dessen Grande Finale dar. Der genaue Ablauf: Zunächst beantwortet jede:r Teilnehmer:in schriftlich und still für sich allein fünf Fragen:

Was hasse ich an meiner Arbeit am meisten?
Die klassische systemische Frage: Wer ist schuld daran?
Wie viel oder wie wenig Einfluss habe ich darauf?
Eine Verschlimmerungsfrage: Was könnte ich zu mir selbst sagen, wenn ich es noch schlimmer machen wollte?
Umgekehrt gefragt: Was könnte ich zu mir selbst sagen, wenn ich es wieder besser machen wollte?

Die Beantwortung der Fragen dauert meist acht bis zehn Minuten. Danach werden in Kleingruppen von je drei bis fünf Teilnehmenden die Antworten auf diese fünf Fragen ausgetauscht. Am wichtigsten sind dabei die Antworten auf die vierte Frage: Was könnte ich zu mir sagen, wenn ich es noch schlimmer machen wollte? An dieser Stelle wird häufig geschmunzelt oder offen gelacht. Im dritten Schritt wird mit der Mehrzahl der Kursteilnehmer:innen ein Ad-hoc-Chor gebildet, der für ein bis drei Teilnehmende deren Antwort auf die vierte Frage singt. Singen bedeutet entweder singen mit einer Melodie oder (das geschieht häufiger) in Form eines Sprechchors von Worten, die nicht Teil einer Melodie sind.

Welche Interventionen sind in diesem Workshop enthalten? Was geschieht hier? Zunächst rücken diese Sätze immer weiter von der Person weg – durch das Aufschreiben, Einander-Erzählen und Vorsingen von Sätzen, die zuvor unbemerkt in der betreffenden Person ihr Unwesen getrieben haben. Der räumliche Abstand zwischen Person und Satz beträgt beim Aufschreiben ungefähr dreißig Zentimeter, in der Kleingruppe circa anderthalb Meter, am Ende im Sprechchor etwa drei Meter. Der Übergang vom Selbstsingen zum Vorgesungen-Bekommen stellt eine weitere Distanzierung dar. Dabei wächst auch die psychologische Distanz. Vor allem im Sprechchor reagieren die Satzgebenden nicht sofort, aber nach dem fünften oder siebten Mal kommt Ärger hoch (Was tue ich mir da selbst an?) oder die Erinnerung an positive Gegenerfahrungen, an Ausnahmen von negativen Allsätzen (mehrfach habe ich schon etwas richtig gemacht). Neue

Sätze, die dem:der Satzgeber:in in den Sinn kommen, baue ich als Dirigent in den Chor ein: Der anfängliche Hauptsatz wird von der Mehrheit weiter gesungen; die neuen, freundlicheren Sätze werden von wenigen Chorsänger:innen im Wechsel mit dem Hauptsatz gesungen. Ein solcher Wechselgesang könnte im vierten Durchgang z. B. heißen:

Ich bin ein Idiot! – Nicht immer! – Ich bin ein Idiot!– Andere machen auch mal Fehler! – Ich bin ein Idiot – Du bist auch ein Idiot! – Schluss mit der Selbstbeschimpfung!

Der Sprechchor wird beendet, sobald der negative Problemsatz seine Macht verloren zu haben scheint: Wenn die den Satz vorstellende Person schmunzelt, ihre Körperhaltung sich entspannt und sie selbst berichtet, zu diesem Satz jetzt eine andere Haltung gewonnen zu haben. Dies braucht anschließend nicht mehr lange durchgearbeitet zu werden; der neue Impuls reicht, weil er fast immer ein starkes Erlebnis darstellt, das oft noch Jahre später Wirkungen hervorrufen kann.

In lebhafter Erinnerung ist mir ein Workshop geblieben, in dem ein Teilnehmer vor ca. 120 anderen Teilnehmenden den Satz präsentierte: »Ich bin zu alt für eine Familiengründung!« Wir haben dieses Motto ausdauernd und mit vielen Wechselgesang-Sätzen bearbeitet. Knapp zwei Jahre später traf ich ihn mit einem Baby vor dem Bauch. Er schmunzelte und sagte: »Schauen sie mal, was Ihr Sprechchor damals für Nachwirkungen gehabt hat.« In einem anderen Workshop lautete der Startsatz einer Führungskraft: »Ohne mich geht hier gar nix.« Dieser Satz war mit tiefem Seufzer und depressivem Gesichtsausdruck zu singen. Neue Sätze hatten es sehr schwer, diesem Startsatz Paroli zu bieten. Irgendwann gab ich es auf und schlug vor, dass alle den Hauptsatz weitersangen, aber mit anderem, nunmehr jazzigem Rhythmus, mit schwingenden Hüften und stolzem Gesichtsausdruck. Nun wurde deutlich, welch grandiose narzisstische Befriedigung dieser Satz seinem Protagonisten bescherte.

Später fand ich immer neue Anwendungsformen für die Sprechchortechnik, vor allem in der Gruppentherapie und in der Teamberatung, anders und etwas schwieriger auch in Einzeltherapie und Einzelcoaching (Näheres dazu in den folgenden Kapiteln).

Gelingende Kooperation: Systemische Selbstreflexion

In den Jahren 1993 und 1994 bot sich mir Gelegenheit, eine unerfreuliche berufliche Übergangssituation für einen akademischen Qualifizierungsschritt zu nutzen. Das Heidelberger Universitätsinstitut für Familientherapie sollte am Ende dieses Zeitraumes im Zuge hochschulpolitischer Verteilungskämpfe aufgelöst werden.[6] Allerdings hatten ich und andere Kolleg:innen dort noch Arbeitsverträge von Jahresbeginn 1993 bis -ende 1994. Es gab nur wenige wohldefinierte Erwartungen an uns, was wir dort in dieser Zeit tun sollten. Mir bot das die Gelegenheit, vor dem absehbaren Ende meiner Hochschullaufbahn noch eine Habilitation zu erarbeiten und einzureichen – auf relativ familienfreundliche Art, weil ich meine sonstigen Arbeitsverpflichtungen auf niedrigem Niveau halten konnte. Was immer ich aber auch erforschen wollte, es musste bis Ende 1994, also binnen zwei Jahren, getan sein, weil mein Vertrag dann scheinbar absolut sicher enden würde.

Nach reichlichem Suchen bot sich als geeignetes Habilitationsthema an, die damals sehr große Schar von Weiterbildungsteilnehmenden der damaligen Internationalen Gesellschaft für Systemische Therapie (IGST), der ich als Lehrtherapeut angehörte, über ihre Erfahrungen mit professioneller Kooperation in Sozial- und Gesundheitsberufen zu interviewen oder per Fragebogen um Auskünfte zu bitten. Die Ergebnisse meiner drei empirischen Studien (Schweitzer, 1998) finde ich

6 Es wurde Ende 1994 auch tatsächlich aufgelöst, aber 1997 wieder neu gegründet.

im Nachhinein nicht sehr beeindruckend. Was ich aber aus dem Abgleich dieser Ergebnisse mit den heterogenen, oft experimentellen und transdisziplinären Forschungsbefunden zu der Grundsatzfrage »Unter welchen Bedingungen gelingt oder scheitert Kooperation?« für die psychosoziale Praxis schlussfolgern konnte, das erwies sich in den Jahren danach für meine eigene Praxis und Lehre in Coaching, Supervision und Netzwerkentwicklung als sehr nützlich und ist im folgenden Aufsatz beschrieben.

Schweitzer, J. (2000a). Gelingende Kooperation: Über Selbstreflexion alltäglicher Zusammenarbeit. In M. R. Armbruster (Hrsg.), Misshandeltes Kind – Hilfen durch Kooperation (S. 13–27). Freiburg im Breisgau: Lambertus.

Diesen Aufsatz leitete ich mit einem Gedicht von Joachim Ringelnatz ein, welches anschaulich die Bedingungen scheiternder Kooperation markiert.

»Es war eine Schnupftabakdose, die hatte Friedrich der Große
sich selbst geschnitzelt aus Nussbaumholz, und darauf war sie natürlich stolz.
Doch da kam ein Holzwurm gekrochen, der hatte Nussbaum gerochen.
Die Dose erzählte ihm weit und breit von Friedrich dem Großen und seiner Zeit
Sie nannte den alten Fritz generös. Da aber wurde der Holzwurm nervös,
und sagte, indem er zu bohren begann: Was geht mich Friedrich der Große an?«

(Ringelnatz, 2015, S. 640)

Holzwurm und Schnupftabakdose finden in dem Gedicht nicht zu einer beidseits befriedigenden Kooperation, weil der Holzwurm nicht weiß, was ihn Friedrich der Große angehen soll. Er verweigert daher jegliche Zielabsprachen, pfeift auf mögliche Synergieeffekte und bohrt ohne jegliche Langzeit- und Nebenwirkungsanalyse seiner Tätigkeit einfach drauf los.

Daraus schlussfolgerte ich: Kooperiert wird nur, wo sich dies für alle Beteiligten lohnt. Oft lohnt es sich für manche Beteiligte nicht. Deshalb findet Kooperation häufig nicht statt, obwohl sie als etwas Gutes angesehen und durch eine Vorschrift oder das eigene Gewissen verordnet wird. Deshalb stehen Menschen meist vor der anspruchsvollen Aufgabe, Kooperation zugleich in Worten zu begrüßen und in Taten zu vermeiden. Selten gelingt dies ganz ohne Verrenkungen, Kränkungen und Frustrationen.

Umgekehrt fragte ich mich: Wie kann Kooperation in psychosozialen Berufen lohnenswert gemacht werden? Ich führte damals drei wichtige Aspekte »systemischer Selbstreflexion« auf (Schweitzer, 1998):

1. Ziel müsse sein, so zusammenzuarbeiten, dass es für die ökonomischen Rahmenbedingungen verschiedener Kooperanden unterschiedlich, aber ähnlich attraktiv wird – für deren Abrechnungsziffern, Jahresbudgets, Zeitkontingente, Arbeitsverträge etc.
2. Dazu gelte es, Diskurse über Unterschiede in diesen Währungssystemen zu führen – welche Abrechnungsziffern oder Richtlinien, welche Karrierekriterien und welcher Imagedruck sind für die Kooperanden am wichtigsten, und welche sind umgekehrt nur nettes Beiwerk (»nice to have«) und können deshalb unter Druck schnell wieder über Bord geworfen werden.
3. Systemische Selbstreflexion im engeren Sinne – das Sichten aller Informationen, die uns helfen, die Effekte unseres Tuns bei unseren Kooperanden wahrzunehmen – kann durch Team- oder Fallsupervision, Führungskräfte- und Organisationsberatung geschehen; durch das wechselseitige Studium von Bilanzen oder Leitlinien der Kooperationspartner; durch Umfragen bei Nutzern und Finanziers, wie sie unsere Aktivitäten wahrnehmen und bewerten.

Diese »Kooperations-Rezepte« durfte ich mit gezielten Interventionen aus einigen Beratungsprojekten zwischen 1993 und 2014 veranschaulichen.

1. *»Die Toto-Lotto-Tippgemeinschaft«:* Ein provokantes Rollenspiel in einer Inhouse-Weiterbildung für sozialpädagogische Wohngruppen 1993, die sich mit wertschätzender Angehörigenarbeit schwertaten, begann mit der Instruktion: »Stellen Sie sich vor, die Angehörigen Ihrer Jugendlichen haben eine Toto-Lotto-Tippgemeinschaft gegründet, dabei mehrere Millionen gewonnen und sich entschlossen, Ihre Jugendhilfeeinrichtung zu kaufen. Jetzt treffen sie sich zur ersten Gesellschafterversammlung, um festlegen, was sie von ihren neuen Angestellten, den Pädagogen ihrer Kinder erwarten.«
2. *»Jugendhilfe nach dem Arche-Noah-Prinzip«:* Im Jugendamt der Stadt Ludwigshafen wurde in den Jahren 1997 bis 2000 nach kreativen Lösungen gesucht, um nach dem Arche-Noah-Prinzip mit Mitarbeiter:innen aus fünf verschiedenen Abteilungen in einem neu gegründeten Fallmanagementteam, mittels ressortübergreifender Falldiskussionen mit meiner Supervision Lösungen zu finden, um die langfristige und dadurch kostspielige stationäre Unterbringung gefährdeter Jugendlicher soweit möglich zu vermeiden. Immerhin gelang dies bei 25 von 60 besprochenen Jugendlichen.
3. *»Klient*innen wandern durchs Versorgungsnetz«:* In Veranstaltungen zur regionalen Kooperation in Gemeindepsychiatrie und Jugendhilfe, abgehalten zwischen 1997 und 2014 an fünf Orten (Siegen, Mainz, Gießen, Gummersbach und Heidelberg), durfte ich mit 50 bis 120 Teilnehmenden mittels einer »Wanderung von Klient*innen durch das regionale Versorgungsnetz« in einer Mischung aus Skulptur-, Zeitlinien- und Sprechchorarbeit anschaulich nachvollziehen, welche unausgesprochenen Spielregeln die Zusammenarbeit bestimmen. In einigen Fällen gelang es danach, ungünstige Spielregeln zu verändern.

Die »Reflexionsliste systemische Prozessgestaltung«

Das Jahr 1997 markiert den Beginn meiner Tätigkeit als systemischer Organisationsforscher und -berater. Auf eine Einladung von Gunthard Weber und mir im Kontext der Internationalen Gesellschaft für Systemische Therapie (IGST) fanden in dem Jahr zwanzig Leitungskräfte psychiatrischer Einrichtungen zusammen, um zwölf Monate lang gemeinsam zu diskutieren, woran ein:e naive:r Beobachter:in erkennen könne, dass die von ihnen geleitete Einrichtung systemisch arbeite. In diesem Jahr entstand eine halbwegs operationale Kriterienliste für eine »systemische Psychiatrie«, aus der im späteren Projektverlauf eine »SYMPAthische Psychiatrie« wurde.

Elisabeth (Liz) Nicolai als neu hinzugekommene Kollegin begann nun mit dieser »Reflexionsliste systemische Prozessgestaltung«, finanziell gefördert durch die Stuttgarter Heidehof Stiftung der Familie Bosch, eine Besuchstour durch diese Einrichtungen. Sie nahm teil an Morgenrunden, Visiten, Übergaben, Teamsupervisionen und sie interviewte Gruppen von Patient:innen, Angehörigen und Mitarbeitenden zu den Themen dieser Reflexionsliste.

Ausführlich beschrieben sind die Reflexionsliste, ihre theoretischen Hintergründe sowie die Praxis der Besuche mit dieser Reflexionsliste in dem Buch »Wenn Krankenhäuser Stimmen hören« (Schweitzer, Nicolai u. Hirschenberger, 2015). Kurz zusammengefasst haben wir sie aber auch in einem Aufsatz.

Schweitzer, J., Weber, G., Nicolai, E., Hirschenberger, N., Verres, R. (2000). Besuche mit der Reflexionsliste – Ein Instrument systemischer Organisationsentwicklung in psychiatrischen Einrichtungen. Zeitschrift für Organisationsentwicklung, 19 (4), 40–9.

Die Reflexionsliste in der im Jahr 2000 vorliegenden Fassung formulierte in fünf große Themenblöcke unterteilt, woran der:die naive Besucher:in eine systemisch arbeitende Psychiatrie erkennen würde:

1. Systemisch-psychiatrische Arbeit mit Patient:innen und Angehörigen: Hier wird ein:e naive:r Besucher:in beim Zuhören eine »verflüssigende«, die Krankheit nicht zu einer Dauereigenschaft des Patienten machende Sprechweise der Mitarbeitenden hören. Mit Patient:innen wie Mitarbeitenden wird über Sinn (Wozu soll das führen?), Inhalt (Was soll geschehen?) und Dauer des Aufenthaltes (in Tagen, Wochen oder Monaten) gesprochen und verhandelt. Die Patient:innen müssen nur an ihnen sinnvoll erscheinenden Behandlungen teilnehmen, können sich also ihr individuelles Behandlungsmenü zusammenstellen. In speziellen Reflexionssettings, wie Familiengesprächen, Angehörigen-Visiten, Angehörigengruppen usw., wird besprochen, was jede Partei zu einem guten Behandlungserfolg beitragen könnte.
2. Mitarbeiter:in-Partizipation im Alltagsbetrieb: In Besprechungen ergreifen Mitarbeitende verschiedener Hierarchiestufen ähnlich häufig das Wort. »Hier spricht (allein) der Chef« ist eine überwundene Spielregel. Den Mitarbeitenden wird in ihrer klinischen Tätigkeit viel Eigenständigkeit zugestanden, an wichtigen Schritten der Organisationsentwicklung sind sie aktiv beteiligt.
3. Leitungskulturen: Die Personalentwicklung trainiert nicht nur neue benötigte Kompetenzen, sondern sie entdeckt und fördert auch die bislang schon vorhandenen, aber vielleicht noch nicht entdeckten Ressourcen und Stärken der Mitarbeitenden. Fallsupervision, Teamentwicklungsberatung und punktuelles Coaching gehören zum Standard. Leitungskräfte und Mitar-

beiter:innen geben sich wechselseitig Rückmeldung über ihre Arbeit und ihre Zusammenarbeit.

4. Organisationsform: Budget- und Personalverantwortung sind nach unten hin dezentralisiert. Für alle Mitarbeiter:innen aller Hierarchiestufen sind wichtige Informationen auch über die Finanzen oder die Nachfragesituation der Einrichtung intern verfügbar.
5. Im Umgang mit z. B. Gesundheitsämtern, gemeindenahen Diensten, Krankenversicherungen, Betreuungsgerichten, Betroffenenverbänden wird zu wechselseitigem Feedback ermutigt – durch gegenseitige Besuche, Befragungen der überweisenden Parteien oder institutionalisierten regionalen Trialog zwischen Patient:innen, Angehörigen und Fachkräften. Zwischen stationären und ambulanten Diensten wird ein regionales Fallmanagement etabliert, z. B. in gemeinsamen Qualitätszirkeln. Auf einer hohen Stufe solcher Kooperation entwickeln sich regionale Netzwerkvereinbarungen zu gemeindepsychiatrischen Verbünden weiter.

Diese Reflexionsliste kann als Grundlage für wechselseitige, diskursive und zeitökonomische Einrichtungsbesuche genutzt werden. Wichtig sind eine sorgfältige Vorbereitung und Zeitplanung, eine kluge Auswahl der besuchten Einheiten sowie zu Ende des Besuchs eine kurze informelle Rückmeldung, ferner eine sorgfältige schriftliche Rückmeldung circa zwei bis vier Wochen nach dem Termin. Gruppeninterviews und teilnehmende Beobachtung liefern die Erkenntnisbasis.

Diese Reflexionsliste wurde später von weiteren Interessenten ebenfalls erprobt, unter anderem auch von einem Ausbildungsinstitut für Verhaltenstherapie. Nach 2010 wurde sie zur Grundlage eines Empfehlungsprozesses, mit dem sich Einrichtungen der Jugendhilfe und des Gesundheitswesens als »systemisch-familienorientiert arbeitende Einrichtungen« in der Deutschen Gesellschaft für Systemische Therapie Beratung und Familientherapie (DGSF) auszeichnen lassen können.

Organisationen systemisch in Schwung bringen: Handlungsorientierte kreative Methoden

Gernot Czell, meinem einstigen Betreuer im evangelischen Studienwerk Villigst und später Leiter einer evangelischen Beratungsstelle in Siegen, verdankten Liz Nicolai und ich 1998 eine spannende Einladung. Wir sollten im Siegerland für circa 140 Mitarbeiter:innen der Jugendhilfe einen ganzen Tag zur regionalen fachlichen Kooperation zwischen den Beteiligten gestalten. Dies bot uns die Möglichkeit, mit einem großen Spektrum symbolisch-handlungsorientierter Methoden regionale Kooperationsprozesse zugleich zu analysieren und zu vitalisieren. Außer nach Siegen führten mich solche regionalen Aufträge an Orte wie Gießen und Mainz (gemeindepsychiatrische Verbünde), Mallorca (Verbund verhaltenstherapeutischer Ausbildungsinstitute), Heidelberg, Konstanz und Stuttgart (Netzwerke frühe Hilfen) und Hongkong (Kirchliche Sozialarbeitsagenturen im Stadtstaat Hongkong).

In anderer Weise konnte der systemische Methodenmix, besonders mit seinen symbolisch-handlungsorientierten Methoden, für die Selbstvergewisserung einzelner Organisationen genutzt werden. Sofern diese Organisationen mit ihren Filialen räumlich stark gestreut untergebracht waren, ähnelten solche Workshops denen mit regionalen Netzwerken. »Organisationale Selbstvergewisserung« bedeutete, sich mit Fragen wie diesen zu beschäftigen: Aus welchen Anfängen haben wir uns entwickelt? Was ist unsere Besonderheit? Was sind für unsere Einrichtung die nächsten anzugehenden Schritte? In Auftrag gaben solche Tagesworkshops Einrichtungen der Jugendhilfe oder Jugendpsychiatrie in Rimbach im Odenwald, Mannheim, Ellwangen, Creglingen und in London. Das Vorgehen habe ich 2005 in einem Aufsatz beschrieben (Schweitzer, 2005).

Schweitzer, J. (2005). Organisationen systemisch in Schwung bringen – einige handlungsorientierte kreative Methoden. Kontext – Zeitschrift für systemische Therapie und Familientherapie, 36 (4), 324–340.

Meist beginne ich diese Tagesworkshops mit einer Positionsskulptur (alternativ »Who-is-who-Skulptur« oder »Soziometrie« genannt). Hier werden alle Teilnehmenden gebeten, sich entlang bestimmter Fragen nahe zu denen zu stellen, mit denen sie ein Merkmal teilen und weit weg von den Personen, denen sie diesbezüglich unähnlich sind. Die Fragen beginnen unkompliziert (Wohnort, Anreiseverkehrsmittel, Grundberuf, institutionelle Zugehörigkeit) und nähern sich allmählich dem Thema des Workshops an mit der Aufforderung: »Suchen Sie sich zunächst besonders vertraute, dann besonders unvertraute Teilnehmer:innen und besprechen Sie mit diesen Ihre besten oder schwierigsten Zusammenarbeitserlebnisse oder deren Meinung zu einer heute relevanten schwierigen Frage.« Die Positionsskulpturen helfen allen Beteiligten, einen Überblick zu bekommen über den Kreis der Teilnehmenden, thematisch und sozial langsam vertrauter zu werden und sich inhaltlich auf die Fragen des Tages vorzubereiten.

Der gelebten Organisationsgeschichte versuche ich mich mit den Teilnehmenden, über eine Zeitlinien-Wanderung anzunähern. Ich bitte alle Teilnehmenden, sich entsprechend ihrem Eintrittsjahr in die Organisation auf einer Zeitlinie aufzustellen, wandere mit der oder dem Dienstältesten von seinem oder ihrem Eintrittsjahr bis ins Heute, und bitte alle – bei großen Gruppen ausgewählte – Teilnehmenden, ihre damaligen ersten Eindrücke beim Eintritt in die Organisation kurz zu schildern. Dabei kann deutlich werden, wie unterschiedlich dieselbe Organisation sich zu verschiedenen Zeiten anfühlte, wie Freuden und Sorgen sich thematisch gewandelt haben, wo Traumata oder Highlights die Entwicklung geprägt haben. Das kann helfen bei Generationskonflikten zwischen jüngeren und älteren Mitarbeiterkohorten, bei der Vergewisserung besonderer Stärken der Organisation oder bei der behutsamen Aufdeckung kleinerer (nicht zu dramatischer) Tabus.

»Sprechchöre« (s. Kapitel 8) sind eine geeignete rhythmisch-musikalische Form, leidenserzeugende Glaubenssätze der Einzelnen und der Organisation auf eine kurze Formel zu bringen, und durch ein Experimentieren mit ihnen, diesen Glaubenssätzen mehr Distanz, Gelassenheit und Widerstand entgegenzusetzen. Dazu werden zunächst solche organisationsbezogenen Glaubenssätze gesammelt, untereinander ausgetauscht und durch eine Abstimmung (»Welcher dieser Sätze beschäftigt Sie derzeit am meisten?«) auf ihre Prominenz im Team abgestimmt. Die machtvollsten Sätze werden schließlich von einem möglichst vielköpfigen Sprechchor so lange repetierend gesungen, bis entweder Reaktanz/Widerstand (Warum tuen wir uns dies an?), oder Erinnerungen an Ausnahmen vom beklagten Leid in den Vordergrund rücken (Vereinzelt haben auch wir schon mal wichtige Leistungen für die gesamte Organisation vollbracht), die die anfänglichen Leidenssätze in den Hintergrund drängen.

Die Gestaltung von Alltagsroutinen und -ritualen in der Organisation gibt wertvolle Hinweise auf die in ihr hochgehaltenen Werte. Doch mitunter veralten die Rituale, passen nicht mehr zu einem geänderten Selbstverständnis. Sofern ein behutsamer Ritualwechsel eine belebende Erfrischung der Organisation verspricht, kann man die wichtigsten Rituale in Rollenspielen und Simulationen re-inszenieren. Dann lässt sich erproben, welche kleinstmöglichen Veränderungen – z. B. von Mitarbeiterbegrüßungen oder Mitarbeiterverabschiedungen, von Konferenzen, von Trauer- und Freudenfeiern, vom Umgang mit der Gerüchteküche – einen produktiven Unterschied machen und daher ab der darauffolgenden Woche erprobt werden könnten.

9 Just in time: Die Lehrbücher der systemischen Therapie und Beratung (ab 1996)

Wie zwei Autoren zusammenfanden

Den damals vielzitierten Aufsatz über die »Beziehung als Metapher« (Schweitzer u. Weber, 1982) las auch Arist von Schlippe, damals noch recht neu als Wissenschaftlicher Mitarbeiter am Lehrstuhl Klinische Psychologie der Universität Osnabrück tätig, den damals Jürgen Kriz innehatte. Erhard Kummer, ein Studienkollege von mir, mit dem ich in Gießen das Vordiplom absolviert hatte und der dann nach Norddeutschland gezogen war, saß mit Arist von Schlippe zusammen in einer Studiengruppe. Er sagte zu diesem, er kenne zwar diesen Aufsatz nicht, aber einen der beiden Verfasser. So lud mich Arist von Schlippe über Erhard Kummer zu einem Abendvortrag über die Familienskulptur nach Osnabrück ein. Beim anschließenden Abendessen entdeckten Arist und ich (wir waren schnell beim Du) viele gemeinsame Interessen und zahlreiche Unterschiede – und es wurde der Beginn einer ungewöhnlich produktiven fachlichen und privat herzlichen Freundschaft.

Gemeinsam waren uns neben der systemisch-familienorientierten Haltung und zahlreichen weltanschaulichen Übereinstimmungen der Wunsch, sowohl Praktiker als auch Theoretiker und Forscher zu sein. Wir waren beide in der Kinder- und Jugendpsychiatrie tätig oder tätig gewesen. Arist hatte diese Zeit hinter sich, ich war mittendrin. Und wir standen beide am Anfang eines Promotionsprojektes und erwogen, dafür denselben Fragebogen zu verwenden: FACES II von David Olson (Olson, Sprenkle u. Russell, 1979). Die Unterschiede wurden später deutlicher: Arist ging 1988 als Lehrtherapeut zu »den Weinheimern«, denen der Ruf der emotionalen Satir-Schüler anhing, und die neben der Gründerin Maria Bosch damals wesentlich von weiteren starken Frauen geprägt war. Ich entschied mich etwa zeitgleich für »die Heidelberger«, die als theoriebetonte Konstruktivisten und fast reiner Männerverein galten, von denen beinahe alle auch gleichzeitig an der Universität tätig waren. Arist arbeitete universitär »bei den Psychologen« in Norddeutschland, ich »bei den Medizinern« in Süddeutschland. Auch unsere Schreibstile unterschieden sich: meiner war und ist eher knapp und zugespitzt, seiner sorgfältig und ausgewogen. Gemeinsam war uns wiederum, dass wir uns gegenseitig erlaubten, die Texte des anderen gnadenlos zu kritisieren – und zu glauben, dass, obwohl die Umsetzung dieser Kritik mühsam und erst mal ärgerlich war, sie aber am Ende sehr qualitätsverbessernd sein würde. Nur so konnten wir es narzisstisch verkraften, ganze mühsam geschriebene Textpasssagen mitunter in die sprichwörtliche Tonne zu klopfen.

Die Entdeckung des in diesen Unterschieden und Gemeinsamkeiten schlummernden Potenzials vollzog sich über etwa acht Jahre, bis wir um 1991 herum beschlossen, gemeinsam ein Lehrbuch zu schreiben. In dieser Zeit besuchten sich unsere beiden Familien gegenseitig auf Durchreise zu nördlichen oder südlichen Reisezielen, wir luden uns wechselseitig zu von uns veranstalteten Kongressen als Referenten ein und wir schrieben einen Aufsatz über unsere Erfahrungen mit dem FACES II als Familienforschungsinstrument (von Schlippe u. Schweitzer, 1988). In der Familientherapieszene kam es damals an vielen Orten zu Begegnungen zwischen Vertreter:innen unterschiedlicher Schulen innerhalb der Familientherapie. Was fehlte, war ein Buch, das den vielfältigen theoretischen und therapeutischen Reichtum dieser Schulen auf eine intelligente Weise zusammentrug. Das hatte keiner der damaligen Pioniere bislang versucht, am ehesten noch Kurt Ludewig (1992) und Klaus Mücke (1998), aber auch deren Bücher sind eher engagierte Werbungen für die je eigene Arbeitsweise, ohne eine wirkliche Metaperspektive über die ganze Breite der publizierten Ansätze zu bieten.

Nun hatte ich ja zwischen 1975 und 1986 während meiner chaotischen Lehr- und Wanderjahre eine Reise durch zumindest drei dieser Ansätze absolviert: ab 1975 »psychoanalytisch« in Gießen, 1979 und 1980 »erlebnisfokussiert« in Boston sowie »strukturell« in Philadelphia und ab 1981 »strategisch-konstruktivistisch« in Heidelberg. Arist hatte deutlich systematischer, wie das seine Art ist, im Weinheimer Institut zunächst den humanistischen Ansatz sensu Satir sehr gründlich kennengelernt und war danach damit beschäftigt, sich dort auch Mailänder und strukturelle Akzente anzueignen und dann unter den Weinheimern bekannt zu machen.

Das Schreiben und Anbieten unseres Erstlings

Nach vielem Andenken, Zögern, Neudenken sowie nochmaligem Zögern entschlossen wir uns ungefähr 1991, an dieses für uns sehr anspruchsvolle Projekt heranzugehen: Wir wollten gemeinsam ein Grund- und Überblickswerk über die Systemische Therapie verfassen. Dass wir beide in Lehre und Weiterbildung viele Lehrmaterialien selbst erstellt und diese nach Kritiken der Teilnehmenden oft mehrfach überarbeitet hatten, vereinfachte und beschleunigte die Aufgabe. Wir schrieben über mehr als vier Jahre in vielen zwei- bis dreitägigen Etappen. Unsere Manuskripte schickten wir uns anfangs per Fax zu, kritisierten handschriftlich und faxten zurück; der andere konnte dann entscheiden, was er von den Änderungsvorschlägen annahm und was nicht. Neue Ideen wurden über Telefon ausgetauscht. Erst gegen Ende dieser Zeit wurde auch das Internet als Austauschmedium genutzt. Höhepunkte des gemeinsamen Schreibens waren unsere gegenseitigen Besuche, bei denen wir in einem Büro an zwei gegenüberstehenden Schreibtischen drei Tage lang zusammensaßen und zusammen schrieben.

Dann kam der spannende Moment (ich glaube, es war Anfang 1995): Würde sich irgendein Verlag für unser Werk interessieren? Eigentlich hätte der Carl-Auer-Verlag nahegelegen, ein Heidelberger Verlag, den ich 1990 mit aus der Taufe gehoben hatte. Aber in einem Verlag zu veröffentlichen, den man selbst mitgegründet hatte und an dem ich 1996 auch noch selbst beteiligt war, schien mir für eine Unilaufbahn damals nicht sinnvoll. Es hätte der Eindruck entstehen können, nur ein Verlag, in dem wir persönlich involviert sind, hätte sich für unsere Inhalte interessiert.[7] So faxten Arist und ich am ersten Tag eines unserer Präsenztreffen unser Buchangebot an fünf andere, etwas traditionsreichere Verlage, und warteten, was geschehen würde. Noch am selben Tag kam ein Anruf von Bernd Rachel vom altehrwürdigen Verlag Vandenhoeck & Ruprecht in Göttingen: »Das ist das Buch, auf das ich schon lange gewartet habe!« Wir hatten einen Verlag gefunden, der uns mit unerwartet offenen Armen empfing.

Resonanzen, weitere Lehrbücher, Übersetzungen

Der Verkauf des Buches übertraf seine und unsere Erwartungen bei Weitem: nach 15 Jahren waren es 100.000 verkaufte Exemplare, inzwischen sollen es für das Lehrbuch I in seinen zwei Ausgaben (von Schlippe u Schweitzer, 1996, 2012), das störungsspezifische Lehrbuch II (Schweitzer u. von Schlippe, 2006) und die beiden schmaleren Bücher, »Systemische Interventionen« (von Schlippe u. Schweitzer, 2009) und »Gewusst wie, gewusst warum« (von Schlippe u Schweitzer, 2019), zusammen 260.000 Exemplare sein.

Ich stieß auf Ausgaben des Lehrbuches I in DB-Zugabteilen, an einem Strand auf Kreta, in vielen privaten Bücherregalen

7 Heute wäre das wieder denkbar, zumal ich meinen Verlagsanteil 1996 (im Jahr des Erscheinens des Lehrbuches) verkauft habe; damals war es das nicht.

von Freund:innen und Bekannten. In den letzten Jahren berichteten mir junge Kolleg:innen vermehrt, sie seien mit diesem Lehrbuch professionell aufgewachsen und groß geworden, in ihrem Ausbildungsinstitut sei es Pflichtlektüre. All dies ist eine Resonanz, auf die wir damals nie zu hoffen gewagt hätten.

Der Erfolg des ersten Lehrbuchs von 1996 ermutigte zum Weitermachen. Zwischen 2003 und 2006 schrieben Arist und ich das »Lehrbuch der systemischen Beratung und Therapie II. Das störungsspezifische Wissen« (Schweitzer u. von Schlippe, 2006), das einige Kontroversen auslöste: Passte eine störungsspezifische Darstellung zum Charakter der Systemischen Therapie? 2009 erschien das rein methodenbezogene UTB-Studienbuch »Systemische Interventionen« (von Schlippe u. Schweitzer, 2009) und sehr viel später sein stärker theorieorientiertes »Geschwister« mit dem Titel »Gewusst wie, gewusst warum« (von Schlippe u. Schweitzer, 2019). Zudem schrieben wir in den Jahren zwischen 2009 und 2012 eine komplette Neufassung des Lehrbuchs I (von Schlippe u. Schweitzer, 2012). Im Gegensatz zur ersten Ausgabe sollte es den Stand der internationalen, d. h. englischsprachigen, Literatur möglichst weitgehend erschließen. Dafür konnte ich einen Forschungsaufenthalt in England im Frühsommer 2011 nutzen und acht Wochen lang in Londoner Bibliotheken recherchieren.

Neben der angestrebten Berücksichtigung internationaler Literatur zur Systemischen Therapie sollte die veränderte Neuauflage des Lehrbuchs noch in einem weiteren Punkt Leerstellen der Erstausgabe schließen, indem das aktualisierte Lehrbuch für die Felder der Sozialen Arbeit und der Organisationsberatung genauso gut nutzbar sein sollte wie es in seiner ersten Fassung für die Therapie erwiesenermaßen schon war. Schließlich sollte die Neuausgabe des Lehrbuchs einige bis dahin vernachlässigte Fragen beantworten wie: Was genau lässt sich durch Systemische Therapie eigentlich verändern? Wie wird man ein:e gute:r systemische Therapeut:in?

Übersetzt wurde das Lehrbuch I (in dieser zeitlichen Reihenfolge) ins Tschechische, Iranische, Spanische, Ukrainische, Russische, Griechische und Chinesische. In diesen Sprachen gab es jeweils Kolleg:innen, die die entsprechenden Übersetzungen anregten, etwa der Iraner Saied Pirmoradi und die Chinesin Shi Jingyu. Leider sprach uns niemand auf eine englische Übersetzung an, und Arist und ich waren zu faul und zu pessimistisch, um von uns aus eine Übersetzung ins Englische anzugehen. Diese hätte sicherlich eine umfassendere Internationalisierung der Lehrbücher stärker befördert als seine Übersetzung in irgendeine andere Sprache. Aber wir waren und sind auch so sehr zufrieden, welche Verbreitung unser Grundlagenwerk gefunden hat.

Wie uns der Erfolg veränderte und motivierte

Die Bekanntheit dieses Lehrbuchs, verbunden mit meiner gleichzeitigen Habilitation, hatte Einfluss darauf, wofür ich beruflich angefragt wurde. Immer häufiger wurde ich als »Vertreter der Systemischen Therapie« eingeladen, den Mitgliedern anderer Berufsgruppen und therapeutischen Richtungen vorzustellen, was genau das sei und was man damit anfangen könne. Ich versuchte, solche Beiträge so zu schreiben, dass sie die Verständlichkeit und Akzeptanz des Ansatzes möglichst erhöhten. Man musste damals etwas dafür tun, dass die Systemische Therapie aus dem Gesundheitswesen nicht wieder vollkommen verschwand. Das war eine durchaus reelle Gefahr, da die heraufziehenden gesetzlichen Regelungen es nahelegten, dass die bereits vorhandenen etablierten Schulen – Kognitive Verhaltenstherapie und Psychoanalyse/Psychodynamik – sich das Feld in Wissenschaft und Praxis als Oligopol aufteilten. Mir scheint, ab da bin ich hineingeschlittert in die Rolle eines Repräsentanten des systemischen Ansatzes, in eine etwas staatsmännische Position. Scherzhaft verglich ich mich mit Joschka Fischer, der anfangs als Provokateur sehr herausfordernd und kurzweilig sprach, sich als hessischer Umweltminister in Turnschuhen vereidigen lies und später als deutscher Außenminister ausgewogene, wenig zuspitzende, oft langweilige diplomatische Reden im schwarzen Dreiteiler hielt. Meine Aufsätze vor 1996 finde ich meist lustiger, ironischer und spannender als die späteren (mit ein paar Ausnahmen), oft Darstellungen empirischer Forschungsprojekte, bei denen ich in der Regel als Senior-Autor am Ende der Liste der Verfassenden stehe.

10 Störungen störungsspezifisch ent-stören

Zur Mitte der 1990er Jahre vollzogen sich für die Systemische Therapie in der berufs- und wissenschaftspolitischen Situation bedeutsame Veränderungen, die von außen her ihre Existenzberechtigung im Gesundheitswesen und in den wissenschaftlichen Psycho-Fächern von innen her einen Teil ihres bisherigen Selbstverständnisses infrage stellten.

Die wissenschaftliche Herausforderung ist Thema in Kapitel 7 dieses Buches. Die klinische Herausforderung lag darin, dass nun erstmals genauere Beschreibungen gefordert wurden, was denn die Systemische Therapie bei unterschiedlichen Störungen mit Krankheitswert und unterschiedlichen Diagnosen jeweils genau (anders) mache: Bei allen klinischen Problemen mehr oder minder immer dasselbe – oder spezifisch je nach Einzelfall? Oder gab und gibt es auch störungsspezifische Vorgehensweisen, die bei manchen Diagnosen eine große, bei anderen eventuell gar keine Rolle spielen?

In der Heidelberger Gruppe um Helm Stierlin waren schon seit 1978 zahlreiche störungsspezifische Praxiskonzepte entwickelt worden – u. a. zu Krebserkrankungen (Wirsching, 1988), zur Magersucht (Weber u. Stierlin, 1989) und zu manisch-depressiven, schizoaffektiven und schizophrenen Psychosen (Retzer, 1992). Dasselbe galt für amerikanische und britische Publikationen seit den 1960er Jahren. Aber der Siegeszug des radikalen Konstruktivismus (also der These, dass wir die von uns gefundene Wirklichkeit durch unsere eigenen Vorannahmen weitgehend selbst herstellen, und keineswegs eine objektiv vorhandene Wahrheit einfach nur suchen und finden) hatte auch Konzepte wie »Diagnosen«, »Krankheiten«,

»psychische Störungen« sehr relativiert und in ihrer Bedeutsamkeit reduziert.

Dadurch dass ich selbst durchgängig in medizinischen Einrichtungen arbeitete und forschte, und insofern mir auch intuitiv meine eigenen Arbeitsweisen mit Klient:innen und ihren Familien mit so unterschiedlichen Problemen wie Delinquenz, sozialen Ängsten, somatoformen Störungen und insbesondere Nierenversagen außerordentlich divers erschienen, lagen mir persönlich störungsspezifische Ansätze nahe. Dies machte es auch leichter, mit Arist von Schlippe im Jahr 2006 den zweiten Band unseres Lehrbuchs über das störungsspezifische Wissen der Systemischen Therapie zu verfassen (Schweitzer u. von Schlippe, 2006).

Dissozialität, Delinquenz und Gewalt

Dissoziale, oft gewaltbereite, in Einzelfällen auch schon strafrechtlich aufgefallene Jugendliche waren eine große Herausforderung in meiner Zeit an der Weinsberger Jugendpsychiatrie. Um 1980 waren geschlossene Jugendheimbereiche für solche Jugendliche in Baden-Württemberg abgeschafft worden. Stattdessen wurden verstärkt Jugendpsychiatriekliniken angefragt, solche Heranwachsende aufzunehmen. Ich erlebte diese Konstellationen als anstrengende, aber auch spannende Multi-Familie-Helfer-Systeme und beschloss, sie zum Thema einer Doktorarbeit zu machen, für die ich in dem Kinderpsychiater Reinhart Lempp und dem Sozialpädagogen Hans Thiersch an der Universität Tübingen zwei wunderbare Betreuer fand (Schweitzer, 1987a).

Viele Jahre später nahm ich mir die Zeit, meine Jugendpsychiatrieerfahrungen und den Stand der Forschungsliteratur zu einem Übersichtsvortrag zu bündeln, den ich 1997 in einem von Manfred Cierpka organisierten Symposium in Göttingen vortragen und kurz darauf in einem Aufsatz veröffentlichen konnte (Schweitzer, 1997a).

Schweitzer, J. (1997a). Systemische Beratung bei Dissozialität, Delinquenz und Gewalt. Praxis der Kinderpsychologie und Kinderpsychiatrie, 46 (3), 215–227.

Meine Grundthese war: dissoziales, gewaltbereites Verhalten von Jugendlichen ist das Ergebnis einer ungewollten Gemeinschaftsleistung. Beteiligt sind neben dem:der Jugendlichen selbst die Kern- und erweiterte Familie, die Schule, die Jugendhilfe und die Jugendpsychiatrie, aber auch die Medien, die Verwaltungen und die sozialpolitische Gesetzgebung. Systemische Beratung bei Dissozialität, Delinquenz und Gewalt verlangt daher zwangsläufig einen Multi-System-Ansatz. Besonders konsequent wird dieser in der Multidimensionalen Familientherapie (Liddlle, 2009), der Multisystemischen Familientherapie (Borduin, 2009) und der strategischen Kurzzeit-Familientherapie (Szapocznik u. Williams, 2000) sowie der aufsuchenden Familientherapie (Conen, 2002) umgesetzt – diese Ansätze waren mir 1997 noch nicht bekannt. Dabei handelt es sich um teilweise manualisierte Intensivinterventionen, oft auf ein halbes Jahr Dauer angesetzt, von Familientherapeuten-Tandems ausgeführt, in denen zugleich mit der Familie, der Schule und wenn möglich auch mit den Peergruppen der Jugendlichen gearbeitet wird. Sie beruhen allesamt auf strukturell-familientherapeutischen Ideen und Praktiken, die Salvador Minuchin und Kolleg:innen in den USA beginnend in den 1960er Jahren an der Wiltwyck School for Boys, einem Jugendhilfeheim nahe New York (Minuchin, Montalvo, Guerney, Rosman u. Schumer, 1967), und später an der Philadelphia Child Guidance Clinic entwickelt haben (Minuchin, 1977).

Danach schwanken Eltern mit wenig materiellen Ressourcen, psychischer Belastbarkeit und unterstützendem sozialen Netzwerk, von der Erziehung ihrer Kinder dauerhaft überfordert, zwischen zwei entgegengesetzten Beziehungsmustern: zunächst dem »Enmeshment«, einer intensiven Verbundenheit mit ihren Kindern, gekennzeichnet durch kurzfristig intensive Erziehungsaktivität. Davon nach einer Weile überfordert, geben diese Eltern ihre Erziehungsversuche sodann ebenso heftig und dramatisch auf. Jetzt verlässt entweder ein oder beide Elternteile die Familie (physisch durch Weggehen oder mental durch Alkohol, Drogen oder andere Süchte) oder stimmen der Herausnahme eines oder mehrerer Kinder aus ihrer Familie zu. Diese Phase nennen Minuchin und Kolleg:innen »Disengagement«, auf Deutsch kann man es als »Ausstoßung« bezeichnen. Diese Trennung schafft Abstand und erlaubt Erholung. Schon bald meldet sich aber die Sehnsucht bei den familiären Beteiligten. Die Trennung wird bedauert, Elternteil oder Kind oder beide kehren in die Familie zurück, zunächst glücklich, bis der Kreislauf von neuem beginnt. Für alle, besonders die Kinder, erzeugt dies eine Serie traumatischer Trennungserfahrungen und einen desorganisierten Bindungsstil. Die Jugendhilfe tritt in diesen Bindungs-Ausstoßungs-Zyklen meist in der Phase der beginnenden Ausstoßung als Mitakteur ein, die Jugendhilfe-Mitarbeiter:innen halten diese Ausstoßungsdynamik naheliegenderweise für das ganze Bild. Sie reagieren dann eine Weile später erstaunt und verbittert, wenn die »Rückholung« des Kindes in die Familie sich in schlechtem Benehmen des Kindes im Heim oder in schlechterer Zusammenarbeit mit den Eltern ankündigt.

Zwischen den Helfer:innen beginnen dann Interaktionen, die ich in diesem Buch in Kapitel 4 »Therapie dissozialer Jugendlicher« schon beschrieben habe: Konkurrenz und skeptische Kooperation, Interventionseskalation, Weiterreichen und Weglaufen, der Mythos der rettenden Partei, die noch kommen wird. Auf gesellschaftspolitischer Ebene tragen Verantwortungsdiffusion (keine:r will für die Probleme zuständig sein), Desintegration sicherer Lebenswelten in Wohnungsbau-, Arbeitsmarkt- und sozialer Sicherungspolitik, Gewaltdarstellung in den Medien und auch das Fehlen kultivierter Gewaltrituale unter Jugendlichen verschärfend zu diesen ungünstigen Kreislaufprozessen bei. Der Artikel beschreibt abschließend, wie ein multisystemischer Beratungsansatz aussehen kann: welche Auftragsklärung, welche Kooperationen, welche Haltungen der Helfer:innen hier weiterhelfen können.

Kindliche Kopfschmerzen im familiären Kontext

Eher zufällig geriet ich im Schlepptau meiner Kollegin und damaligen Büronachbarin Hanne Seemann 1999 in ein Forschungsprojekt über Kopfschmerzen bei Kindern, bei dem ich gemeinsam mit Matthias Ochs die Zuständigkeit für den familiendynamischen Teil übernahm.

Ochs, M., Schweitzer, J. (2006). Kindliche Kopfschmerzen im familiären Kontext. Familiendynamik – Interdisziplinäre Zeitschrift für Praxis und Forschung, 31 (1), 3–23.

Wir führten mit jeder Familie, die wegen Kopfschmerzen eines Kindes zu uns kam, drei Gespräche durch, das erste mit eher diagnostischem, die beiden anderen mit eher beratendem Schwerpunkt. Aus unseren Beobachtungen mit 38 Familien destillierten wir acht häufig sichtbare bipolare Beziehungsmuster:

1. Bindung mit wenig oder viel Freiraum und starker/schwacher Behütung;
2. ein familiärer Umgangsstil mit dem eigenen Körper, in dem Befindlichkeiten, Zeichen und Symptome des Körpers viel oder wenig Beachtung finden;
3. ein familiäres Reizmilieu, sichtbar an Freizeitmuße/Freizeitstress, an der Kommunikations- und Kontaktdichte, an der Intensität der Mediennutzung und an der Wohnungssituation, welches Rückzug erleichtert oder erschwert;
4. eine Leistungsorientierung mit hohem oder geringem Ehrgeiz;
5. viel oder wenig Ausdruck negativer Gefühle;
6. die Kinder sind unterschiedlich stark in elterliche Konflikte einbezogen;
7. Erzählungen über Krankheit und Gesundheit neigen eher zum Dramatisieren oder zum Bagatellisieren;
8. kritische Lebensereignisse (Tod von Familienmitgliedern, Arbeitsplatzverluste usw.) werden unterschiedlich gut bewältigt.

Wir untersuchten später, welche Veränderungen dieser Beziehungsmuster mit dem katamnestischen Erfolg unseres Therapieprogramms korrelierten. Dessen Kern war eine hypnosystemische Kindertherapiegruppe unter Anleitung unserer Kollegin Hanne Seemann, einer renommierten Schmerzforscherin, flankiert von drei Familienberatungsgesprächen, die Matthias Ochs und ich durchführten. Das Therapieprogramm (Seemann, 2002) zeigte katamnestisch insgesamt günstige Ergebnisse. Das entscheidende Kriterium in der Bewertung war die Stärkeeinschätzung der Kopfschmerzen durch das Kind auf einer elfstufigen Skala. Während bei Kindern aus Familien mit positiven Veränderungen im Projektverlauf diese Skaleneinschätzung sich durchschnittlich von 6,7 auf 2,3 Punkte verringerte (um 64 %, statistisch hochsignifikant, $p = .0001$), gelang dies in Familien mit unveränderten oder negativ veränderten Beziehungsmustern nur von 6,1 auf 5,1 Skalenpunkte (um 16 %, statistisch nicht bedeutsam). Veränderungen der Familieninteraktion gingen also mit nachlassenden Kopfschmerzen einher. Dieser Befund lässt offen, ob die Besserung der Symptomatik zu einer günstigeren Familieninteraktion, oder umgekehrt die Besserung der Familieninteraktion zu einer Verminderung der Kopfschmerzen führt. Aber sicher ist: Beides hängt miteinander zusammen, aus beiden Richtungen kann an einer Veränderung gearbeitet werden.

Ochs, M., Schweitzer, J. (2003). Systemische Familientherapie bei kindlichen Kopfschmerzen. Psychotherapie im Dialog, 6 (1), 19–26.

Aus unseren anfänglichen Forschungserfahrungen und aus der bereits vorhandenen Forschungsliteratur entwickelten wir ein Familiengesprächsangebot, das zugleich der Forschung und der Beratung diente. Teilnehmende waren das betroffene Kind, mindestens ein Elternteil und zuweilen auch ein Geschwisterkind. Im Angebot selbst konnten 22 Beratungsbausteine an den dafür passenden Stellen genutzt werden. Besonders bewährten sich im ersten Gespräch neben einer Schmerzanamnese (Zeitpunkt der Erstmanifestation; Häufigkeit, Intensität, Dauer und Frequenz der Kopfschmerzen) eine Exploration der bislang erfolgreichen und weniger erfolgreichen Lösungsversuche sowie der familiären Ideen darüber, was die Kopfschmerzen verstärken oder lindern kann. Im zweiten Gespräch stehen die »guten Gründe für Kopfschmerzen« im Mittelpunkt (Welche Vorteile, neben so vielen Nachteilen, bringen die Schmerzen auch mit sich?) und es wird erkundet, wie man es sich in dieser Familie gut gehen lässt, allein und gemeinsam. Zeitweise sammelten wir alle Antworten und legten diese zur Anregung späteren Familien vor. Daran können sich angenehme »Hausaufgaben« anschließen, z. B. ein »Tag in der Familienhängematte«. Sowohl in der zweiten wie dritten Sitzung wird unter dem Motto »Die Sensiblen und die Robusten in der Familie« dafür geworben, unterschiedliche genetische Ressourcen als Ressourcen anzuerkennen und zu nutzen. Eine lange Liste berühmter Migräniker:innen kann verteilt werden, darunter Julius Cäsar, Hildegard von Bingen, Karl Marx oder Napoleon Bonaparte, was oft eine Mischung aus Erstaunen und Erleichterung auslöst. Besonders in der dritten Sitzung beginnt eine Reise in die Zukunft: Wie werden sich die Kopfschmerzen in sechs Monaten oder zwei Jahren entwickelt haben? Wenn die Kopfschmerzen wie durch ein Wunder verschwänden – welche Auswirkungen hätte das auf das übrige Leben? Am Ende gelang es manchmal, sich auf eine gewisse Übermacht dominierender Familienstile wie Überbehütung, Reizüberflutung oder Leistungsorientierung zu verständigen und diese behutsam infrage zu stellen, wie der Aufsatz an einem längeren Transkript verdeutlicht. Dieses Drei-Sitzungs-Modell scheint bei leichteren Fällen eine Linderung der Kopfschmerzen zu ermöglichen. Wird die Symptomatik durch Komplikationen wie etwa Paarkonflikte der Eltern, Geschwisterrivalität oder zusätzliche psychische Belastungen des Kopfschmerzkindes (Hyperaktivität, soziale Ängste, Schulverweigerung) begleitet, wird eine solche Kurzzeitintervention nicht hinreichen.

Beratung vor Lebendorganspenden

Gänzlich neue fachliche Welten eröffneten sich mir 1997 durch eine Anfrage des Nierenfacharztes Manfred Zeier und des Urologen Manfred Wiesel. Die Transplantation von gesunden Spendernieren in die Körper niereninsuffizienter Menschen war zu dieser Zeit klinisch weit fortgeschritten, der Bedarf an Spendernieren übertraf bei weitem das Angebot an Spenden Verstorbener. Ein Gesetz zur Regelung von Organtransplantationen war in parlamentarischer Debatte, der Schutz vor unfreiwilligen, unter offenem oder subtilem Zwang zustande kommenden Transplantationen (Stichwort: Organhandel) stand dabei im Vordergrund. Üblicherweise werden die Nieren frisch verstorbener Menschen den nierenkranken Empfänger:innen eingepflanzt. Als relativ neuere Option zum Ersatz nicht mehr funktionierender Organe kam nun neben der postmortalen Spende mit ihren medizinischen Nachteilen (Belastung der Spenderniere durch die Transportzeit vom Unfallort des toten Spenders/der toten Spenderin zum Nierenzentrum) die Transplantation der zweiten Niere eines noch lebenden Menschen hinzu (wir alle haben zwei Nieren und brauchen im Regelfall nur eine). Nun war es einerseits angezeigt, Missbrauch durch Erpressung oder Geldgeschäfte zu erkennen und auszuschließen. Andererseits galt es, ein Gespür für mögliche zwischenmenschliche Tragödien beim medizinischen Scheitern einer Transplantation zwischen zwei Familienmitgliedern vorauszusehen und möglichst zu vermeiden. Und hier kamen wir ins Spiel. Die beiden Nierenspezialisten fragten meinen Chef Rolf Verres und mich, ob wir ihnen dabei helfen könnten, mit diesen neuen Herausforderungen bei der Lebendorganspende umzugehen. Wir entwickelten mit ihnen zu diesem Zweck ein ungewöhnliches Familiengesprächssetting, das im späteren Verlauf durch meine Kollegin Maria Seidel-Wiesel weiterentwickelt wurde.

Seidel-Wiesel, M., Schweitzer, J. (2003). Das Heidelberger Beratungskonzept zur Nierentransplantation. Medizinpsychologische Evaluation vor Lebendnierenspende und psychologische Betreuung nach Transplantation. In Y. Erim, K. H. Schulz (Hrsg.), Beiträge der Psychosomatik zur Transplantationsmedizin (S. 129–136). Lengerich: Pabst Science Publishers.

Wir entwickelten als Teil der medizinischen Diagnostik ein vorbereitendes psychologisches Gespräch, an dem der:die Empfänger:in, der:die Spender:in, ein Nierenarzt oder eine Nierenärztin und eine Psychologin oder ein Psychologe teilnahmen. Das Gespräch war verpflichtend, Spender:in und Empfänger:in mussten daran teilnehmen als Teil des medizinischen Untersuchungsprozesses. Gesprächssituation und -gegenstand wurden nicht selten als belastende Zwangssituation empfunden. Zunächst wurde an der Wandtafel mit einem knappen Genogramm ein Überblick über die Familiensituation gegeben. Hier wurde die Wichtigkeit Dritter (beider Partner:innen, von Großeltern, Tanten/Onkeln und Geschwistern) oft sehr deutlich. Dann ging es um die Vorgeschichte der Krankheit und den bisherigen Umgang des Patienten:der Patient:in und der Familie mit dieser und möglichen weiteren vorherigen gesundheitlichen Beschwerden. Wir wollten wissen: Wer hatte die Idee zu dieser Spende? Welche Bedenken und Zweifel gab es anfangs? Wir erfragten Hoffnungen, Wünsche und konkrete Erwartungen an eine erfolgreiche Transplantation. Währenddessen formulierten wir Hypothesen, wie das Geben und Nehmen in der Beziehung von Spender:in und Empfänger:in bislang mutmaßlich verteilt war, und wie es sich durch die Transplantation zum Guten oder Schlechten verändern könnte. Der anstrengendste Gesprächsteil bestand darin, dass wir mögliche Komplikationen (Abstoßung der gespendeten Niere, Unfälle) aufzählten und erfragten, wie die Beteiligten mit diesen wohl umgehen würden. Wir interessierten uns für die Stabilität der Beziehung, und ob sie eine gescheiterte Transplantation vermutlich überstehen würde. Dann luden wir ein zur

Besprechung von noch bestehenden Unklarheiten. Fragen hierzu richteten sich fast ausschließlich an den Nephrologen oder die Nephrologin, verdeutlichten aber auch mir als Psychologe mögliche heikle Themen – oft weniger in der Paarbeziehung als vor allem in der Beziehung zum medizinischen System. Es wurden Geschichten von gescheiterten früheren Versuchen an anderen Universitätsklinika berichtet, die den Nierenärzten und -ärztinnen eine Vorstellung möglicher Stressinteraktionen im Transplantationsprozess gaben. Am Ende teilten wir den Spender:in-Empfänger:in-Duos unsere Einschätzung der psychologischen Chancen und Risiken dieser Organspende mit. In drei von circa sechzig Gesprächen sprachen wir dringende Warnungen vor einer Transplantation gerade zum jetzigen Zeitpunkt aus, verbunden mit Alternativvorschlägen. Auch die nephrologischen Profis konnten nun überlegen, ob sie unsere Einschätzung teilten. In der Folge kam es nach unseren nur drei Warnungen zu je einem Rückzug, einer Verzögerung und einem »dennoch Durchziehen«. Ganz überwiegend endeten wir mit positiven wertschätzenden Schlusskommentaren zur geplanten Transplantation.

Diese Gespräche verloren ihren Reiz für die beteiligte Ärzteschaft und hörten zumindest in dieser Form auf, als die Lebendspende aus medizinischen Gründen immer mehr zur überlegenen und bevorzugten Praxis bei der Organspende wurde und sich zudem die Transplantationsstationen eine derart konservativ-vorsichtige psychosoziale Diagnostik und die damit verbundenen zeitlichen Verzögerungen nicht mehr leisten konnten und wollten. Das war etwa um das Jahr 2004.

Therapie sozialer Ängste

Während sich meine Beschäftigung mit Dissozialität, mit Kopfschmerzen und mit Nierentransplantationen beiläufig aus der Praxis oder aus der Mitarbeit bei von anderen geplanten Forschungsprojekten entwickelt hatte, sah das bei dieser Materie ganz anders aus: »Systemische Therapie vs. Kognitive Verhaltenstherapie sozialer Ängste« (Schweitzer, Hunger-Schoppe, Hilzinger u. Lieb, 2020). In den Jahren 2012 und 2013 zeichnete sich ab, dass die Systemische Therapie bald auf ihre Eignung als krankenkassenfinanzierte ambulante Therapie geprüft werden würde. Nach den damaligen Bestimmungen bedeutete das, dass mehrere Wirksamkeitsbelege der Systemischen Therapie auch bei der Behandlung von Angststörungen vorzuliegen hatten – die es nach unserem Kenntnisstand damals noch nicht in hinreichender Menge gab.

Daher beschlossen Christina Hunger-Schoppe und ich, eine solche Wirksamkeitsstudie durchzuführen, die die in der Wirksamkeitsforschung dominierende Kognitive Verhaltenstherapie auf einer ihrer besten Domänen herausfordern würde: den sozialen Ängsten. Dazu musste die Systemische Therapie in einem Manual beschrieben werden, das zumindest im Groben auf Basis der theoretischen Störungsannahmen die einzelnen Vorgehensweisen in ihrem zeitlichen Verlauf beschreibt. Diese Vorgehensweise musste den beteiligten Therapeut:innen vermittelt werden, sodass sie hinreichend ähnlich arbeiten würden und der Effekt dann nicht den Besonderheiten der behandelnden Person, sondern der Methode zugerechnet werden könnte.

Hunger, C., Schweitzer, J., Hilzinger, R. (2016). Wenn einer keine Angst hat, hat er keine Phantasie. Soziale Ängste, soziale Angststörungen und systemtherapeutische Behandlungsmöglichkeiten. Familiendynamik – Interdisziplinäre Zeitschrift für Praxis und Forschung, 41 (2), 2–15.

Unser Manual (Schweitzer, Hunger-Schoppe, Hilzinger u. Lieb, 2020, S. 72–124) kombiniert Einzel- und Mehrpersonensitzungen inklusive einer einmaligen Gruppensitzung über einen Zeitraum von einem Jahr mit ca. 17 Therapiesitzungen, die zusammengerechnet 29 Zeitstunden entsprechen. Diese für Systemische Therapie zum damaligen Zeitpunkt ungewöhnlich hohe Therapieintensität ergab sich damals aus der Notwendigkeit, die »Dosis« Systemischer Therapie mit der »Dosis« der Kognitiven Verhaltenstherapie in derselben Therapiestudie vergleichbar zu machen. Erfahrungen in der Supervision zeigten, dass die Sitzungszahl in einer Reihe von Fällen hätte verkürzt werden können. Der hohe Anteil an Einzelgesprächen verdankt sich unserer Rekrutierungspraxis (wir sprachen einzelne Patient:innen an, keine Familien) und dem Durchschnittsalter unserer oft allein lebenden Patient:innen, von denen viele zwischen 19 und 32 Jahre alt waren.

Zu den im Manual aufgeführten drei Mehrpersonengesprächen dürfen eine oder mehrere Bezugspersonen eingeladen werden. Das können Partnerin oder Partner, eine beste Freundin, bei jüngeren Patient:innen die Eltern mit oder ohne die Geschwister, bei älteren Patient:innen die erwachsenen Kinder sein. Kriterium für die Einladung ist, wie betroffen die jeweiligen Systemmitglieder von der sozial ängstlichen Problematik sind und wie vielversprechend ihre Einladung im Hinblick auf die Lösung der sozialen Ängste sein könnte.

Nach etwa zwei Dritteln der Sitzungen findet eine lange Gruppensitzung von drei Stunden Dauer statt, an der fünf bis sieben Patient:innen und deren Therapeut:innen teilnehmen. Eine solche Konstellation ist sehr außergewöhnlich und vermutlich nur im Rahmen besonderer Projekte möglich. Diese Gruppensitzung wurde von den Klient:innen als der wirksamste Baustein des gesamten Programmes bewertet. In der ersten Hälfte der Gruppensitzung tauschen sich die Klient:innen über ihre Erfahrungen mit ihrer Störung und ihrer Behandlung aus. Die Therapeut:innen sitzen derweil in einem äußeren Kreis, hören zu, rücken dann in den inneren Kreis und sprechen darüber, welche Veränderungen sie bei ihren Klient:innen wahrgenommen haben. Diesen Erzählungen lauschen die jetzt im Außenkreis sitzenden Klient:innen. In der zweiten Sitzungshälfte werden Glaubenssätze, die die sozialen Ängste aufrechterhalten und verstärken, mithilfe der von mir entwickelten Sprechchortechnik (s. Kapitel 8) dekonstruiert, d. h. sukzessive infrage gestellt. Beide Teile dieser langen Gruppensitzung wurden in einer Nachbefragung als die intensivsten und eindrücklichsten Elemente unseres Manuals bewertet (Hilzinger, Duarte, Hench, Hunger, Schweitzer, Krause u. Fischersworring, 2021).

Zeitlich und inhaltlich unterscheiden wir in unserem Manual vier Therapiephasen. Zur Anfangsphase, die dem Kennenlernen und der Therapieplanung dienen, gehören vier Gespräche. Das erste ist dem Kennenlernen (»Joining«) gewidmet. Das zweite wird vorwiegend als Genogramminterview gestaltet. Das dritte soll ein Mehrpersonengespräch mit Familie oder Partner:in oder bester Freundin/bestem Freund sein. Im vierten Gespräch sollen die bisherigen Informationen zu einem gemeinsamem Fallverständnis und einer gemeinsamen Therapieplanung zusammengefasst werden. Am längsten ist die mittlere Phase mit den sieben Sitzungen 5 bis 11, die der Vorbereitung, Durchführung und Nachbesprechung von mindestens zwei bedeutsamen Veränderungsexperimenten gewidmet ist. Die dritte Phase, mit den Sitzungen 12 bis 14, nennen wir Rückfallprophylaxe und Therapieabschluss. Am Ende stehen in Phase vier drei Auffrischungsgespräche zur Bilanzierung und Konsolidierung der erreichten Veränderungen.

Die Studie verlief sehr erfolgreich für beide Behandlungsformen, aber für die Systemische Therapie noch etwas erfolgreicher als für die Kognitive Verhaltenstherapie. Das war ein Umstand, der die Publikation der Studie außerordentlich schwierig machte. Mehrere Gutachter:innen lehnten sie ab, weil es nicht denkbar erschien, dass ein anderer Ansatz bessere Ergebnisse erbringen könne als der Goldstandard der Kognitiven Verhaltenstherapie. Die Hauptpublikation wurde deshalb erst mehrere Jahre nach Ersteinreichung veröffentlicht, und dies schließlich auch nur in »Family Process«, einer familientherapeutischen Zeitschrift (Hunger et al., 2019)

11 Migration: Systemisch-interkulturelle Therapie

Mein eigener Familienstammbaum weist lediglich marginal Migrationshintergründe auf. Freilich kann dies daran liegen, dass einer meiner Vorfahren in den 1930er Jahren Kreis-Ahnenforschungs-Beauftragter der Nationalsozialisten war und unseren Stammbaum vielleicht ethnisch bereinigt hat. Dennoch oder gerade deshalb haben mich kulturelle Differenzen zwischen Ländern, Regionen, Ethnien, Religionen, Weltanschauungen etc. schon immer interessiert.

1986 hospitierte ich vier Wochen lang in einem ambulanten psychiatrischen Dienst in den griechischen Provinzen Amfissa und Evros. Von den dort gemachten Erfahrungen berichtet der folgende Aufsatz.

Schweitzer, J. (1987c). Gemeindenahe Psychiatrie in zwei ländlichen Regionen Griechenlands. Spektrum der Psychiatrie und Nervenheilkunde, 16 (6), 252–262.

Im Demokratisierungsprozess Griechenlands nach Überwindung seiner Militärdiktatur (1967–1974) und nach dem Beitritt des Landes zur Europäischen Union 1981 stand in Griechenland eine Psychiatriereform auf dem Programm, deren Schwerpunkte die Auflösung eines psychiatrischen Asyls auf der Insel Leros sowie die Verkleinerung der Großklinik Dafni nahe Athen waren. Ambulante Alternativen wurden in der nordwestlich von Athen gelegenen Provinz Amfissa (touristische Attraktion ist dort das Orakel von Delphi) und in der griechisch-türkischen Grenzregion Evros aufgebaut. Kleine Psychiatrieteams aus Athen leisteten dort je zehntätige Einsätze, in denen sie im Halbe-Tage-Rhythmus je eine andere dörfliche Sanitäts- und Sozialstation besuchten und Sprechstunden abhielten. Die Teams konnten telefonisch auch zu Hausbesuchen gebeten werden. Es war spannend und lehrreich für mich, Familien in akuten Krisen zu Hause zu erleben. Theorie und Praxis der Dienste war in keiner Weise systemisch, sondern an einem psychiatrisch-psychoanalytischen Konzept der französischen Sektorpsychiatrie orientiert, wo Projektleiter Panagiotis Sakellaropoulos seine eigene Weiterbildung in Paris absolviert hatte. Auch hier schienen Psychopharmaka das am besten definierte Interventionskonzept zu sein. Aber die Zuwendung und das gemeinsame Auftreten der sehr nahbaren empathischen jungen Profis aus Athen trug viel zur Beruhigung in akuten brenzligen Situationen bei.

Aus- und Übersiedlerfamilien

Als die innerdeutsche Grenze zwischen DDR und Bundesrepublik und der Eiserne Vorhang 1989/1990 ihre Wirkmächtigkeit verloren und langsam zu existieren aufhörten, lernte ich in Heidelberg – eher zufällig, angeregt durch eine Bemerkung meiner Psychoanalytikerin – viele Zugezogene aus der DDR und deutschstämmige Aussiedlerfamilien aus der Sowjetunion kennen. Beide Gruppen waren in einer auf ihre Renovierung wartenden Universitätsklinik für Neurologie (und später Psychiatrie) in einer gewissen Dichte provisorisch untergebracht. Die Unterschiede zwischen den Personenkreisen – beide irgendwie deutsch, aber auf gänzlich unterschiedliche Weisen – begannen mich ebenso zu faszinieren wie deren Veränderungen in den ersten beiden Jahren nach ihrer Übersiedlung bzw. Auswanderung. Gemeinsam mit der deutsch-kroatischen Psychologin Nera Vukovic führte ich mit den jeweils erreichbaren Mitgliedern dieser Familien intensive Interviews und veröffentlichte deren Ergebnisse in der Fachzeitschrift »Familiendynamik«.

Schweitzer, J., Vukovic, N. (1991). Aus- und Übersiedlerfamilien. Familiendynamik – Interdisziplinäre Zeitschrift für Praxis und Forschung, 16 (1), 63–75.

Die Migration der UdSSR-Familien vollzog sich in größeren Familienclans, meist mit drei Generationen. Wer nicht mitgekommen war, dessen Fehlen wurde beklagt. Die Familien hofften auf eine gemeinsame Zukunft, wenn alle wieder vereint in der »alten Heimat«, Deutschland, leben würden, so wie sie in der UdSSR meist nah beieinander gewohnt hatten. Die Auswanderung wurde als vorbeugende Maßnahme beschrieben – um Deportationen und Verfolgungen wie in der Stalin-Ära zu entkommen. Die Initiative ging meist von den Älteren aus, die die Jüngeren überzeugten oder unter Druck setzten, ihr Heimatland im ehemaligen Ostblock zu verlassen. Die Jüngeren kamen aus Autoritätsglauben und Gehorsam mit, zuweilen ungern. Zu diesem frühen Zeitpunkt idealisierten die UdSSR-Familien Deutschland oder meinten zumindest: »Wir müssen zufrieden und dankbar sein.« Die ältesten Männer knüpften die ersten Kontakte außerhalb der Familien, freilich sehr zaghaft. Die Ansprüche waren bescheiden: Man richtete sich für lange Zeit im Übergangswohnheim ein. Berichtete Krankheiten umfassten Beinleiden, Hörschäden, Diabetes, schlechtes Verwachsen von Brüchen durch harte Arbeitsbedingungen und – bei den Älteren – durch Deportation und Internierungslager.

Die Familien aus der DDR wiesen oft komplizierte Familienverhältnisse auf, die durch Todesfälle in der nächsten Verwandtschaft sowie Scheidungen und Wiederverheiratungen in manchmal mehreren Generationen geprägt waren. Zuweilen schien die Übersiedlung eine bereits begonnene Trennung zwischen den Eltern erleichtert oder besiegelt zu haben. Die Frauen zeigten sich emanzipierter, die Kinder lärmiger als in den UdSSR-Familien. Die Entscheidung für die Auswanderung waren seltener familiär und öfter im Freundeskreis motiviert und unterstützt. Die DDR-Familien zogen viel schneller als die UdSSR-Familien auf eigene Faust los und hatten sich zuweilen innerhalb von nur vier Wochen Arbeitsstellen besorgt. Ihre Zukunftswünsche waren: keine Bevormundung, Reisefreiheit, es beruflich leichter zu haben oder erfolgreicher zu werden, einen ihnen in der DDR versagten Wunschberuf zu erlernen und (nicht so selten) Ruhe vor der zurückgebliebenen Familie. Das gesundheitliche Beschwerdeprofil der DDR-Familie war »moderner«: bei den Älteren Krebs- und Herz-Kreislauferkrankungen, in der mittleren Generation Nervenstress, Depression, Migräne, Neuralgien. Zwei Kinder hatten Kinderpsychiatrieaufenthalte hinter sich. Innerhalb von meist wenigen Wochen verließen viele DDR-Familien das Übergangsheim, in dem wir zwei Jahr später nur noch einige UdSSR-Familien antrafen.

Zeitweise überlegte ich, meine anstehende Habilitationsschrift über »Psychosomatik und Familiendynamik im Einwanderungsprozess« zu schreiben. Zwei Jahre nach diesen Interviews nahm ich davon Abstand, weil die Familien inzwischen aus der alten, umdefinierten Klinik in verschiedene Gemeinden gezogen waren – dann waren sie nur schwer erreichbar – oder in der Übergangsunterkunft geblieben und darüber sehr verärgert (»Niemand kümmert sich um uns!«) und sehr unwillig waren, mit mir als einem Vertreter dieser Einwanderungsgesellschaft zu sprechen.

Psychotherapieausbildung in China

Wenig Migration, aber viele kulturelle Differenzen lernte ich in den Jahren zwischen 1998 und 2007 kennen. Die Deutsch-Chinesische Akademie für Psychotherapie, gegründet von der deutschen Psychologin Margarete Haaß-Wiesegart, hatte unser Heidelberger Team eingeladen, in China für die Akademie den systemtherapeutischen Part einer landesweiten Psychotherapieweiterbildung zu starten. Die Heidelberger IGST sollte für die Systemische Therapie zuständig sein, das Frankfurter Siegmund-

Freud-Institut für Psychoanalyse, das Bad Dürkheimer IFKV-Institut für Kognitive Verhaltenstherapie sowie Dirk Revenstorf für Hypnotherapie. Das Besondere an der ganzen Sache war, dass jeweils alle neun Dozent:innen jedes zehntägigen Trainings »schulenübergreifend« gemeinsam nach China flogen, dort jedes Mal in einer anderen Stadt unterrichteten (ich erinnere Wuhan, Shanghai, Kunming und Shenzhen als meine Kursorte), dort in den Kurspausen immer wieder im selben Dozent:innenzimmer saßen und von da zum Unterrichten in benachbarte Räume starteten. Nachdem die Kurse absolviert waren, gingen wir gemeinsam auf eine meist viertägige kurze Reise innerhalb Chinas. Eine Art von »Psychotherapie im Dialog« vollzog sich in den Dozent:innenzimmern, in denen wir uns in Kurspausen trafen, sowie bei den abendlichen Runden, Essen und Kulturveranstaltungen. Wir schmunzelten darüber, was uns als Kursleitungen Unterschiedliches umtrieb. Die Verhaltenstherapeut:innen waren besorgt, ob ihre Unterrichtsfolien vollständig und wissenschaftlich korrekt waren. Die Psychoanalytiker:innen fragten sich, ob die Kürze dieser Weiterbildung ihnen zu Hause nicht die Kritik ihrer Kolleg:innen einbringen würden. Wir Systemiker:innen befürchteten, die Glaubenssätze der Weiterbildungsteilnehmer:innen nicht hinreichend irritieren zu können. Und ein noch weit intensiverer Kulturaustausch voller Überraschungen vollzog sich in den Kursen selbst.

Haaß-Wiesegart, M., Schweitzer, J. (2004). Psychotherapie-Ausbildung in China. Psychotherapie im Dialog, 5 (4), 407–414.

In einem Familiengespräch 1998 in Shanghai, das Fritz Simon, Gunter Schmidt und ich mit einer Patientin nach akutpsychotischer Phase (Wahnvorstellungen mit Suizidversuch) gemeinsam mit ihrem Ehemann und ihren Eltern führten, wurde die Zwangslage dieser jungen Frau deutlich, die auf Wunsch ihrer Mutter ihren Jugendfreund aufgegeben und einen von der Mutter ausgewählten jungen Mann geheiratet hatte. Nun hatte sie nach Geburt des ersten Kindes wenig Lust, mit ihrem Ehemann tatsächlich in der gemeinsamen Einzimmerwohnung zu leben. Mit ihrem Suizidversuch war sie aus diesem schwer lösbaren Konfliktfeld in die psychiatrische Klinik ausgewichen. Eine eher beiläufige Frage von Fritz Simon, ob neben vielen anderen Optionen auch eine Trennung für sie eine denkbare Möglichkeit sei, führte in der Weiterbildungsgruppe zu hitzigen Diskussionen über die chinesischen »high stability – low quality marriages«, die am folgenden Tag noch stundenlang weitergeführt wurde.

Diese Psychotherapieweiterbildungen in China gehen bis heute weiter – aktuell leider wieder stärker nach Schulen getrennt und an immer denselben Kursorten. Vom Helm Stierlin Institut haben besonders Liz Nicolai, später auch Rüdiger Retzlaff diese Tradition weitergeführt.

Margarte Haaß-Wiesegart hatte schon 1990 dafür gesorgt, dass ein junger chinesischer Psychiater namens Zhao Xudong mit einem Stipendium als Doktorand ans Heidelberger Familientherapieinstitut kommen konnte. Er blieb dort vier Jahre. Anfangs und noch lange dachten wir Deutschen, er verstünde dort sprachlich und damit auch kulturell nur sehr wenig. Umso erstaunter waren wir, als wir 1993 seine Dissertation über »Die Einführung der systemischen Familientherapie in China als kulturelles Projekt« lesen konnten und darin ein sehr differenziertes Verständnis sowohl der deutschen Kultur als auch unserer Variante der systemischen Familientherapie beschrieben fanden.

Nach seiner Rückkehr nach China machte Zhao Xudong dort in Kunming (Provinz Yunnan) sehr rasch Karriere, wurde in rasantem Tempo vom psychiatrischen Assistenz- zum Oberarzt und zum Psychiatrie-Chefarzt sowie schließlich zum Ärztlichen Direktor eines ganzen Krankenhauses befördert. Dann wechselte er, um den Korruptionsangeboten der lokalen Bauindustrie zu entgehen und sicher auch zwecks noch größerer wissenschaftlicher Sichtbarkeit, in die Hypermetropole Shanghai, wurde dort ein einfacher Professor für Psychologische Medizin (und kein Ärztlicher Direktor mehr) und schließlich auf nationaler Ebene als Psychotherapeut berühmt. Als Mitglied zahlreicher medizinischer Leitlinien-Kommissionen wurde er auch politisch einflussreich. Aus Shanghai begann er, seine eigenen Schüler:innen wieder nach Deutschland zu schicken.

Wie chinesische und deutsche Therapeut:innen anders »systemisch denken«

Auf diesem Wege lernte ich 2007 in Shanghai die Assistenzärztin Shi Jingyu kennen, die mich am Flughafen abholte und die zwischen 2008 und 2012 als Doktorandin mit mir in Heidelberg zusammenarbeitete. Ihr verdanke ich neben vielen fachlichen und persönlichen Erlebnissen, dass sie zwischen 2011 und 2015 das »Lehrbuch I« (von Schlippe u. Schweitzer, 2012) ins Chinesische übersetzte. Es erschien 2018 in China. Ihre Doktorarbeit verglich, wie chinesische und deutsche systemische Therapeut:innen sich von derselben schriftlichen familientherapeutischen Fallschilderung – aus einem amerikanischen Lehrbuch entnommen– zu ähnlichen oder verschiedenen Hypothesen und Behandlungsvorschlägen anregen ließen. Die Unterschiede waren sehr deutlich (Shi u. Schweitzer, 2012, bes. S. 203).

Shi, J., Schweitzer, J. (2012). Wie chinesische und deutsche Therapeuten anders »systemisch denken«. Ein Vergleich ihrer Lieblingshypothesen und Lieblingsinterventionen. Familiendynamik – Interdisziplinäre Zeitschrift für Praxis und Forschung, 37 (2), 196–205.

82 chinesische und 76 deutsche Absolvent:innen einer systemischen Weiterbildung (in beiden Fällen hatten sie die Weiterbildung bei deutschen Lehrtherapeut:innen absolviert) lasen

das Skript eines US-amerikanischen Familientherapie-Falls und notierten anschließend ihre Hypothesen und ihre bevorzugten Interventionen zu diesem Fall. Alle Antworten wurden inhaltsanalytisch ausgewertet. Beide Gruppen zeigten sich verbunden in dem einfachen kybernetischen Konzept: ein System ermöglicht, das Familiensystem zu stabilisieren. Chines:innen taten dies aber viel stärker mit einer dreigenerationalen, die Großeltern einbeziehenden Perspektive. Bei den Interventionen achteten die Chines:innen auf die Wertschätzung der Harmonie, wollten Provokationen vermeiden, begrüßten eine enge Mutter-Kind-Beziehung und dachten nur selten über die Vater-Sohn-Beziehung nach. Die Deutschen schätzten individuelle Bedürfnisse, Autonomie, das offene Austragen eines Konfliktes. Sie wollten die Vater-Sohn-Beziehung stärken und die Autonomie des Sohnes gegenüber seiner Mutter fördern. Die deutschen Therapeut:innen bevorzugen häufig metaphorische Methoden wie Familienskulptur, Familienbrett oder Familienaufstellung, während die chinesischen Therapeut:innen dazu neigten, konkrete Anweisungen und Lösungsvorschläge als Hausaufgaben mitzugeben.

Notfallpsychotherapie mit geflüchteten Menschen

Wie für fast alle in Deutschland war auch für mich die europäische Flüchtlingskrise 2015/16 ein Schlüsselereignis. Die Menschen kamen aus Ländern zu uns, in denen Krieg herrschte (Syrien, Irak, Afghanistan), und schnell war klar, dass viele von ihnen frisch traumatisiert waren, sie Schreckliches erlebt hatten. Auf andere Weise waren auch die aus Nordafrika Geflüchteten (besonders in den libyschen Gefangenenlagern) traumatisiert worden. Und nicht weniger berührend und entsetzlich waren die Erlebnisse von Diskriminierung und Gefährdung vieler Roma-Familien aus dem südlichen Ex-Jugoslawien. Wir waren in dieser Zeit also mit Menschen konfrontiert, die vielerlei Arten von schwerem Leid erlebt hatten. Heidelberg wurde als Standort einer Erstregistrierungsstelle für Geflüchtete ausgewählt. Hier sollten die frisch Eingetroffenen registriert, medizinisch untersucht, einer ersten Anhörung unterzogen und schließlich in eine kommunale Unterbringung weitervermittelt werden.

Eine Veranstaltungsreihe im Jahr 2015 am Institut für Medizinische Psychologie, gemeinsam mit Rupert Maria Kohl und Dörthe Verres organisiert, brachte viele engagierte Fachleute aus der Medizin inklusive der Psychologischen Medizin zusammen, die dann teils aus der Universität heraus, teils aus der niedergelassenen Ärzteschaft eine medizinische Ambulanz mit Spezialambulanzen für Kinder, Frauen, Tropenkrankheiten und Psychologische Medizin gründeten, die bis heute erfolgreich arbeitet. Innerhalb der Spezialsprechstunde für Psychosoziale Medizin (Manok, Huhn, Kohl, Ludwig, Schweitzer, Kaufmann et al., 2017) haben wir 2017 auch eine Familiensprechstunde einzurichten versucht, deren Therapeutentandem leider aus gesundheitlichen (bei mir) und beruflichen Gründen (bei meiner Kollegin Clara Schliessler) nur ein halbes Jahr existierte, das sich in dieser Zeit aber bereits zu bewähren begonnen hatte. In einem Artikel berichteten wir von dieser Familiensprechstunde auf der Basis von Beobachtungen aus 16 Fällen.

Schweitzer, J., Schliessler, C., Kohl, R. M., Nikendei, C., Ditzen, B. (2019). Systemische Notfallberatung mit geflüchteten Familien in einer Erstregistrierungsstelle. Familiendynamik Familiendynamik – Interdisziplinäre Zeitschrift für Praxis und Forschung, 44 (2), 144–154.

Als Indexpatientinnen stellten sich meist die Mütter vor, sekundär eines der Kinder, nie die Väter. Diese Väter kümmerten sich liebevoll und ruhig um die Kinder, wollten über eigene Belastungen aber nicht reden. Ältere Geschwister beobachteten gespannt-aufmerksam das Funktionsniveau ihrer Mütter (»Weint sie wieder?«) und betreuten die jüngeren Geschwister zuweilen mehr als die Eltern dies taten. Jüngere Geschwister zeigten sich gehäuft trennungsängstlich und anklammernd oder genervt-trotzig. Anstrengende Herausforderungen für Berater:innen waren:

- die instabilen Lebensbedingungen der Patient:innen,
- der hohe Arbeitsdruck (sichtbar in der langen Warteschlange vor dem Besprechungszimmer),
- die knappe Verfügbarkeit essenziell notwendiger Sprachmittler:innen,
- die hohen Heilserwartungen der Familie (»Lösungen bitte sofort«),
- die Notwendigkeit, den Sprachmittler:innen wichtige Regeln für Familiengespräche zu vermitteln (z. B. nach Einholen einer anfänglichen Erlaubnis dazu im Folgenden nicht immer nur das Familienoberhaupt anzusprechen),
- und die eigenen Gefühle von Hilflosigkeit angesichts dramatischer Lebenssituationen und begrenzter Hilfemöglichkeit.

Wichtigste Interventionen waren Psychoedukation, Normalisierung, Beruhigung der Ratsuchenden, Ressourcenarbeit (welche uns angesichts der vielen Fluchtleistungen der Klientenfamilien leichtfiel), praktische Verhaltenstipps und Aktivitätsvorschläge. Als Therapeut:innen übernahmen wir zuweilen kurzfristig die Funktionen eines fehlenden Familienmitgliedes, ich meist die einer fehlenden väterlichen Autorität. Für reflexives Fragen fehlte es uns an Zeit und Sprachmittlerkapazität. Unsere Arbeitsweise ähnelte eher einer strukturellen und sehr handlungsorientierten, weniger einer reflexiven Familientherapie.

Ich erinnere aus den knapp zwei Jahren, in denen ich mich bei dieser Arbeit einsetzte, ein besonders hohes Maß an Anstrengung. Dazu trugen viele Faktoren bei, mit denen Psycholog:innen in dieser Dichte nur selten konfrontiert sind: Der Flur voll mit Patient:innen, die mehr oder wenig geduldig zwischen 9 und 13 Uhr dort warteten; die Suche nach Sprachmittler:innen (an denen es immer wieder fehlte), das Hören von sehr brutalen Lebensereignissen im Herkunftsland und auf den Fluchtrouten, der relative Mangel an wirkungsvollen Interventionen; die Ungewissheit, welche der Patient:innen in der nachfolgenden Woche wohl wiederkommen würden und welche nicht; die beratende Mitwirkung bei der Auswahl geeigneter Psychopharmaka als Schlafmittel, vor allem aber das Mitfühlen der großen Ungewissheit, mit der diese Menschen lebten.

Ich brauchte nach meinen meist fünfstündigen Schichten am Montagmorgen nicht selten eine zweistündige Mittagspause, bis ich konzentriert weiterarbeiten konnte. Und ein bei mir schon zuvor bestehendes Gesundheitsproblem wurde durch diese Arbeit zuweilen intensiviert, sodass ich mich zu einem vorzeitigen Ende meiner Tätigkeit in der Erstregistrierungsstelle entschloss und mich stattdessen als Supervisor für Unterstützergruppen von freiwilligen Geflüchtetenhelfer:innen engagierte.

12 Auf dem Weg zu einer SYMPAthischen Psychiatrie (1990 bis heute)

Die endliche und die unendliche (Gemeinde-)Psychiatrie

Mitte 1989 hatte ich – nach viereinhalb Jahren Tätigkeit in der Kinder- und Jugendpsychiatrie und zweieinhalb Jahren in der Psychosomatik – in der Abteilung für Familientherapie des Universitätsklinikum Heidelberg zu arbeiten begonnen. Dieser Arbeitsplatz erlaubte mir sehr viele Freiheiten für eigene Schwerpunktsetzungen, praktisch und forscherisch und an der Grenze zwischen Praxis und Forschung. Im Institut selbst galt mein Hauptaugenmerk in den Jahren von 1989 bis 1992 der ambulanten Familientherapie, vor allem mit Familien mit jungen erwachsenen Patient:innen mit Schizophrenie und Manie-Depression-Diagnosen. Im Rahmen meiner Nebentätigkeitsgenehmigung geriet zusätzlich die systemische Fallsupervision in gemeindepsychiatrischen Diensten für Erwachsene in meinen Fokus – also jener Kontext, den ich bislang noch nicht kennengelernt hatte und in der Heidelberger Familientherapie-Ambulanz auch nicht kennenlernte. Hier unterschieden sich die Klient:innen von denen der Weinsberger Jugendpsychiatrie darin, dass sie ein oder mehrere Jahrzehnte älter waren und in ihren Chronifizierungsprozessen weit fortgeschritten.

Diese Fallsupervisionen ermöglichten intensive Einblicke, wie Chronizität konstruiert wird – ein Gedanke, den mein psychiatrisches Vorbild Luc Ciompi in Bern schon 1980 in dem Aufsatz »Ist die chronische Schizophrenie ein Artefakt« ausgeführt hatte (Ciompi, 1980). Zwar kann die akute Psychose ein sehr neurobiologisch bestimmter Vorgang sein, aber die chronische Schizophrenie ist möglicherweise eine unbeabsichtigte negative Folge zahlreicher psychiatrietheoretischer Ideen und psychiatrischer Praktiken.Was ich mir dazu aus eigener Praxis und aus der Literatur angeeignet hatte, fasste ich ausführlich in dem Sammelband »Die unendliche und die endliche Psychiatrie« (Schweitzer u. Schumacher, 1995) und kompakt in dem folgenden Aufsatz zusammen.

Schweitzer, J. (2002). Wie konstruiert man Chronizität? Psychosoziale Umschau, 3, 4–6

Nach Auffassung der Soziologen Norbert Elias (1984) und Helga Nowotny (1989) stellt unser Zeiterleben eine soziale Konvention dar, durch die wir Menschen unsere Handlungen koordinieren. Indem wir den ständigen Fluss des Lebens in Bedeutungseinheiten aufteilen, können wir Zeit überhaupt erleben. Bei chronischen (d. h. immer wiederkehrenden oder ununterbrochenen) psychischen Störungen wird ein Zeiterleben konstruiert, in dem die Gegenwart sehr langsam dahinfließt (im schizophrenen Erleben) oder die Zukunft leergeworden ist und vielleicht gar nicht existiert (im depressiven Erleben). Die Vergangenheit ist im schizophrenen Erleben gar kein Thema und im depressiven Erleben ein unabschließbares Thema, dem man bis in die Unendlichkeit verhaftet bleibt.

Chronifizierte Erlebenszustände können wir uns auch ohne psychische Störungen erschaffen, wenn wir vermeiden, Unterschiede über die Zeit hinweg wahrzunehmen und stattdessen unsere Aufmerksamkeit auf das richten, was gleich bleibt, und bewusst nicht beachten, was sich in uns und um uns verändert. Dabei hilft der Verzicht auf die Teilnahme an Übergangsritualen wie Taufen, Geburtstagen, Hochzeiten, Pensionierungen etc. Eine stabile »Problem-Vergangenheit« entsteht, wenn wir uns möglichst oft als Opfer und nicht als Täter:in vergangener Geschehnisse betrachten, und unser gegenwärtiges Verhalten möglichst negativ als Ausdruck uns schon immer innewohnender Defizite betrachten. Die eigene Zukunft malt man sich allenfalls als ein finsteres oder leeres existenzielles Loch. So entsteht ein stabiles problemdeterminiertes inneres Erlebensmuster von mir selbst als hilflosem, chancenlosem, nutzlosem Wesen. Je mehr mir wichtige Menschen diese Auffassung teilen und mich entsprechend behandeln (mir wenig zutrauen, mich zu nichts ermächtigen, meine Impulse in Zweifel ziehen, mir Autonomie absprechen), umso stabiler werden mich chronifizierte und defizitäre Erlebensmuster begleiten.

Bei Menschen, die psychiatrisch-symptomatische Verhaltensweisen zeigen, kommen psychiatriespezifische Chronifizierungsprozesse hinzu, die ich in zwei gemeindepsychiatrischen Praxisforschungsprojekten beobachten und beschreiben konnte. Diese Chronifizierungsprozesse sind alle unbeabsichtigte Nebenwirkungen gutgemeinter Unterstützungsleistungen. Durch Bescheinigung einer »nicht nur vorübergehenden psychischen Behinderung« konnte man Jugendliche in den 1980er Jahren in eine vom überörtlichen Sozialhilfeträger finanzierte, qualitativ hochwertige und teure Rehabilitationseinrichtung bringen. Der damit verbundene Stempel prägte aber das Selbstgefühl der jugendlichen Person und führte als Akteneintrag ein Eigenleben. Gleichermaßen sind Erwerbsminderungsrenten aufgrund psychischer Erkrankungen ein zweischneidiges Schwert: sie ermöglichen den Ausstieg aus einer überfordernden Berufstätigkeit, beeinträchtigen aber oft das Selbstwertgefühl der Betroffenen. Zugang zu den ambulanten sozialpsychiatrischen Diensten in Baden-Württemberg bekamen damals nur »Psychisch Kranke mit schweren Störungen«. Wer von diesem Dienst betreut wurde, war also qua Zirkelschluss schwer psychisch krank. In Krankenakten führen psychiatrische Diagnosen ein Eigenleben, werden nur ganz selten aus diesen wieder gestrichen, selbst wenn eine aktuelle Symptomatik nicht (mehr) besteht. Die Angst vor einem Rückfall wird durch ein behutsames, stützendes, versorgendes, auch Konflikt zudeckendes psychiatrisches Vorgehen quasi belohnt. Das Fördern, Durchstehen und Bearbeiten therapeutisch nützlicher kleinerer Krisen wird hingegen entmutigt. Wenn qualifizierte Rehabilitationseinrichtungen ein komplexes Angebotspaket zahlreicher Dienstleistungen vorhielten, entstand zumindest in den 1980er und 1990er Jahre oft ein subtiler Zwang, all diese nutzen zu müssen, selbst wenn der:die Rehabilitand:in manche davon als für sich selbst als unnötig erachtete. Die Idee einer möglichst geschlossenen »therapeutischen Kette« erschwerte es chronisch Kranken, ein Betreuungsende anders als einen Abbruch und damit als Misserfolg zu verstehen.

Will ein psychiatrischer Dienst also seinen Klient:innen Auswege aus langfristigen Chronifizierungsprozessen ermöglichen, muss er eine Balance von Stillstand und Bewegung, Verändern und Bewahren, Schieben und Bremsen, Verführen und Warnen anbieten. Eine naiver Veränderungsoptimismus des »Ärmel aufkrempeln und zupacken« würde Druck und Widerstand erzeugen, eine einseitige »Schonen Sie sich!«-Haltung zur Regression ermuntern.

Wenn (psychiatrische) Krankenhäuser Stimmen hören

Ganz neue Möglichkeiten eröffneten sich mir ab 1996, als die Stuttgarter Heidehof Stiftung unser Projekt »Systemische Organisationsentwicklung in psychiatrischen Einrichtungen« finanziell und ideell förderte. Es ging um die Fragestellung, wie eine Klinik in ihrer Alltagsorganisation eine systemisch-familienorientierte Arbeitsweise unterstützen könne. Aus anfänglichen Gruppendiskussionen mit 20 systemisch vorgebildeten Leitungen psychiatrischer (vorwiegend stationärer) Einrichtungen entstand eine »Reflexionsliste systemische Prozessgestaltung«, mit der sich Besucher:innen der Einrichtung in teilnehmenden Beobachtungen und Interviews einen Eindruck von der dortigen Arbeitsweise verschaffen und am Ende der Klinik diese Eindrücke kondensiert zurückmelden konnten. Dies ist im Buch »Wenn Krankenhäuser Stimmen hören – Lernprozesse in psychiatrischen Einrichtungen« im Kapitel »Handwerkszeug für Praktiker: Die Reflexionsliste« genauer beschrieben (Schweitzer, Nicolai u. Hirschenberger, 2005).

SYMPA: Therapeutisches Konzept und Weiterbildung

Aus den Ergebnissen dieses dreijährigen Projektes mit Besuchen in zwanzig psychiatrischen Einrichtungen extrahierten wir eine Fülle von guten Praktiken, die wir dann konzentriert und kompakt ab 2002 in anfangs vier Psychiatrischen Kliniken in Nordwest-Deutschland sowie im Schweizer Kanton Aargau dem dortigen Klinikpersonal in Weiterbildungen nahebrachten und sie bei der behutsamen Weiterentwicklung ihrer Arbeitsweise begleiteten. Diese systemisch-familienorientierte Arbeitsweise und deren Vermittlung nannten wir SYMPA. Wörtlich ist dies ein Kürzel für *Sy*stemtherapeutische *M*ethoden *P*sychiatrischer *A*kutversorgung. Die Assoziation des Kürzels an etwas Sympathisches ist durchaus gewollt, der selbstbewerbende Aufkleber »Les routières sont sympa« am Heck französischer Lastkraftwagen stand hierbei Pate. Das abschließende Brainstorming zur Titelfindung fand am Vierertisch eines deutschen ICE-Zuges statt, auf der Strecke von NRW nach Heidelberg irgendwann im Jahr 2002, unter Beteiligung von Liz Nicolai, Nadja Hirschenberger, Jimena Bernales und mir sowie von mehreren übergroßen Flipchart-Blättern, die wir abwechselnd auf den Rücklehnen der Zugsitze aufhängten. Der folgende Artikel entstand acht Jahre nach Projektbeginn.

Schweitzer, J., Nicolai, E. (2010a). Familien und existentielle Netzwerke in der Allgemeinpsychiatrie – Lehren aus dem SYMPA-Projekt. Kerbe – Forum für Sozialpsychiatrie, 28 (3), 8–11.

Ziel von SYMPA ist eine SYMPAthische, genauer eine systemisch-familienorientierte SYMPAthische Psychiatrie. Diese strebt den intensiven Einbezug der wichtigsten Familienmitglieder, aber auch weiterer wichtiger Netzwerkmitglieder von Patient:innen in deren psychiatrische Behandlung an. Diesen wird ein doppeltes Kooperationsangebot gemacht: als Mitleidende und in ihrem Leid mit zu Behandelnde, aber auch als kundige Mit-Behandler:innen, die die Ressourcen und Konflikte des Psychiatriepatienten bzw. der Psychiatriepatientin besser und länger kennen als alle Profis. Mit Patient:in, Familie und Behandlungsfachleuten wird für jede psychiatrische Episode ein kontextuelles Fallverständnis angestrebt: In welchem aktuellen und historischen Beziehungskontext lässt sich die aktuelle Symptomatik bestmöglich verstehen als verständliche, zuweilen auch »sinn-volle« Verhaltens- und Erlebensweise? Welche Lösungsbeiträge können heraushelfen und wie können die Beteiligten dabei am besten zusammenarbeiten?

Im SYMPA-Konzept sind Familien auf Stationen präsenter als üblich: in Paar- und Familiengesprächen, bei Angehörigenvisiten, bei Behandlungsversammlungen, auch in Fallbesprechungen auf der Station. Sie sind auch virtuell präsent in Genogramminterviews, in Skulptur-Gruppen, in der »Familientherapie ohne Familie« als Thema zirkulärer Fragen oder als Holzfiguren auf dem Familienbrett. Dafür ist die Auftragsklärung auch mit den Angehörigen, nicht nur mit den Patient:innen, zu Behandlungsbeginn entscheidend: Was erwarten sie von der Behandlung? Wie wollen sie einbezogen werden? Welchen Behandlungsmethoden stimmen sie zu, welchen stehen sie ablehnend gegenüber? Wo soll die Patientin:der Patient aus ihrer Sicht nach dem Klinikaufenthalt hingehen? Dazu müssen auch ihre eigenen, subjektiven Krankheitstheorien erkundet werden: Wie erklären sie sich die Störung? Was erwarten sie prognostisch? Welchen Behandlungsmethoden vertrauen sie?

Der familiäre Hintergrund des Patienten:der Patientin wird durch ca. dreißig- bis vierzigminütige Genogramminterviews, meist zwischen Krankenschwester oder -pfleger und Patient:in erkundet. Die anfängliche Auftragsklärung wird in ca. 14-tägigen Zwischenbilanzen aktualisiert. Oft werden die Therapieziele aufgeschrieben, die der Patient:die Patientin in Kopie erhält. Bei strittigen Medikations-, Diagnose- und Freiheitseinschränkungsfragen setzt ein systemisch inspiriertes Verhandeln ein, bevorzugt in etwas ruhigeren statt in den besonders heißen Konfliktphasen. Die folgende Abbildung zeigt, an welchen Arten von Veranstaltungen ein:e Patient:in einer SMYPA-Klinik während seines:ihres Aufenthaltes idealtypisch teilnimmt.

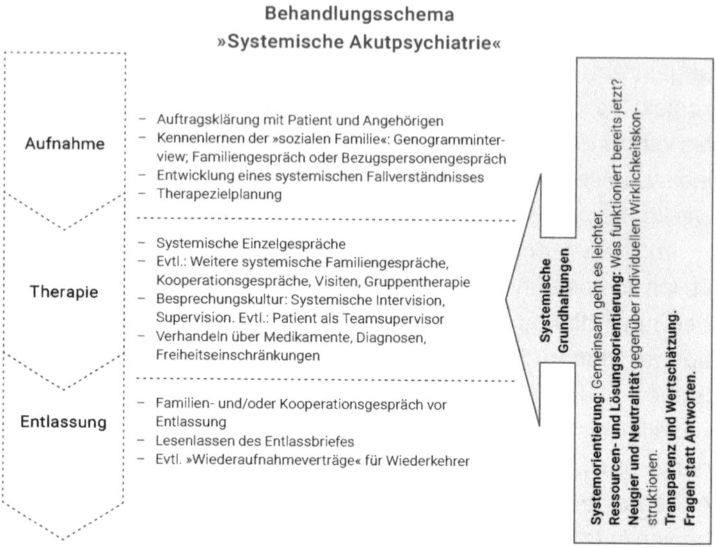

Abbildung 1: Behandlungsschema »Systemische Akutpsychiatrie« (Schweitzer u. Nicolai, 2010a, S. 10)

Nachuntersuchungen in den drei Pionierkliniken Paderborn, Gummersbach und Wunstorf zeigten 2008, dass insbesondere Auftragsklärungen stark zunahmen und dass Genogramminterviews und Familiengespräche bei mehr als der Hälfte der Patient:innen stattfanden. In Videoclips von Patient:innengesprächen vor und nach der SYMPA-Weiterbildung konnte bei dem geschulten Personal eine Zunahme ressourcen- und lösungsorientierter Sprechformen nachgewiesen werden.

Zwischen den beiden wichtigsten Berufsgruppen Pflege und Medizin entwickelte sich, nicht ohne zwischenzeitliche Rollenkonflikte, eine fachliche Emanzipation der Pflege, der in der berufsgruppenübergreifenden SYMPA-Weiterbildung dieselben

Vorgehensweisen vermittelt wurden wie den Mediziner:innen und den sonstigen Therapeut:innen. Die SYMPA-Weiterbildung wurde dem Personal ganzer Stationen oder Abteilungen angeboten, am Pionierkurs, der von 2003 bis 2005 stattfand, nahmen ca. 100 Mitarbeitende aus drei Kliniken teil. Die Weiterbildung umfasste 18 Kurstage verteilt über 1,5 Jahre.

2009 war die Pionierphase in vier SYMPA-Kliniken abgeschlossen. Ab 2011 kam es dann zu zahlreichen, bis heute zwölf weiteren SYMPA-Weiterbildungen. Vermehrt wurden Mitarbeiter:innen regionaler psychiatrischer Koooperationspartner (z. B. Sozialpsychiatrischer Dienste, Wohnheime und Wohnverbünde, niedergelassene Psychiater:innen und Psychotherapeut:innen) zur Teilnahme an den Weiterbildungen eingeladen, was positive Nebenwirkungen auf den Alltag regionaler Zusammenarbeit erzeugte. Inzwischen haben SYMPA-Weiterbildungen auch in einer Klinik für Kinder- und Jugendpsychiatrie (in Holzminden) und in einem Fachbereich für Menschen mit geistiger Behinderung (in Haar bei München) stattgefunden, letztere auch mit intensiver Begleitforschung. Weitere SYMPA-Weiterbildungen unter Federführung des Heidelberger Helm Stierlin Instituts laufen derzeit an oder sind in Vorbereitung.

SYMPA mit geistig behinderten Menschen

Anfängliche Bedenken hatte ich anlässlich einer inhaltlich speziellen Anfrage einer engagierten leitenden Oberärztin des Bereichs Intellektuelle Leistungsminderung im Isar-Amper-Klinikum in Haar bei München. Sie meinte, man könne SYMPA auch mit geistig behinderten Menschen und deren Umfeld praktizieren. Ich bezweifelte das zunächst, da SYMPA stark auf dialogischem Sprechen basiert und ich mangels eigener Erfahrungen nicht einschätzen konnte, inwieweit geistig behinderte Menschen an solchen Dialogen würden teilnehmen können. Franziska Gaese blieb aber hartnäckig und überzeugte zunächst Liz Nicolai davon, SYMPA auch in diesem Kontext anzuwenden. Manches sprach dafür und zweifellos würde es eine echte Herausforderung werden. Die uns fördernde Heidehof Stiftung hieß früher einmal »Stiftung für Behindertenförderung«, sodass dort ein Förderinteresse zu vermuten war. Tatsächlich ließ sich die Heidehof Stiftung von einer erneuten Förderung überzeugen.

Wir, genauer gesagt unser Forschungsteam-Methodiker Ede Nagy mit etwas Hilfe von Meike Wehmeyer und mir –, legte eine sehr ambitionierte Begleitforschung zu einer SYMPA-Weiterbildung mit 75 Teilnehmenden im Bezirk Oberbayern auf, von denen knapp 25 aus dem Behindertenbereich der psychiatrischen Klinik und ca. 50 Teilnehmende aus den dorthin überweisenden Behinderteneinrichtungen der Wohlfahrtsverbände stammten. Die genaue Fragestellung sollte sein, ob diese SYMPA-Weiterbildung das Aggressionspotenzial vermindern könne, welches als dominanter Einweisungsgrund viele geistig behinderte Menschen wiederholt in die Psychiatrische Klinik in Haar bringt. Ede entwickelte ein fein differenziertes Fremd-Beobachtungssystem (»Gewalt gegen sich selbst«, »Gewalt gegen andere Menschen«, »Gewalt gegen Sachen«) zur Kodierung aggressiver Situationen (Nagy, Wehmeyer, Gaese, Nicolai u. Schweitzer, 2019). Leider konnte dieses Beobachtungssystem keine Effekte der Weiterbildung nachweisen, was weniger wissenschaftliche als vielmehr praktische Gründe hatte. In der psychiatrischen Station hatten sich während der Weiterbildung starke Konflikte entwickelt, teils aus Enttäuschung über zu viele nicht erfüllbare Erwartungen, die zu einer Kündigungswelle unter den Mitarbeitenden führte, sodass auf dieser Station, auf der wir am intensivsten geforscht hatten, am Ende nur noch sehr wenige der ursprünglichen Weiterbildungsteilnehmenden arbeiteten.

Wie das manchmal geschieht, erwuchs aber aus diesem Scheitern ein neues Subprojekt, das ganz andere Früchte trug.

Von vornherein wollten wir auch qualitativ forschen und hatten dafür mit Meike Wehmeyer eine in Oberbayern lebende Psychologin eingestellt. Als Meike ihre Tätigkeit begann, war schon klar, dass sie nur schlecht die Effekte einer Weiterbildung untersuchen konnte, deren wichtigste Akteure gar nicht mehr dort arbeiteten und die Inhalte der SYMPA-Weiterbildung deshalb auch nicht umsetzen konnten. So beschlossen wir stattdessen, dass Meike die »alltäglichen Weisheiten« im professionellen Umfeld intellektueller Leistungsminderung untersuchen sollte, egal ob diese aus der Weiterbildung oder (wahrscheinlicher) aus den langjährigen Lebenserfahrungen der Fachkräfte entstanden waren. Über zweieinhalb Erhebungsjahre widmete sich Meike Wehmeyer dieser Aufgabe, und am Ende stand etwas Besonderes: eine Liste von insgesamt 51 Haltungen, Kontaktformen, Kommunikationsweisen und Kontextbedingungen, die sich als alltagstauglich erwiesen haben, aggressive Eskalationen durch und mit geistig behinderten Menschen zu vermeiden oder zu begrenzen. Meike gab dieser Liste den schönen Namen SMILE (»Systemisch Inspirierte Methoden für die Interaktion und die Lösung von Eskalationsmustern«) und publizierte mit unserer Arbeitsgruppe diese Liste u. a. in der Fachzeitschrift »Psychiatrische Praxis« (Wehmeyer, Schweitzer, Nagy, Gaese u. Nicolai, 2020).

Wehmeyer, M., Schweitzer, J., Nagy, E., Gaese, F., Nicolai, E. (2020). Erwachsene mit Intelligenzminderung und psychischer Störung respektive problematischem Verhalten: Systemrelevante Strategien zur Reduktion aggressiver Eskalationen. Psychiatrische Praxis, 48 (2), 73–78.

Die im Aufsatz berücksichtigte Stichprobe umfasste 14 Fälle aus Helfernetzen von sieben leicht, sechs mittelgradig und einem schwer geistig behinderten Menschen. Bei allen waren psychiatrische Diagnosen dokumentiert, insgesamt 21 Diagnosen. Interviewt wurden zu maximal vier unterschiedlichen Zeitpunkten 61 an diesen Fällen beteiligte Personen in einem Zeitraum von durchschnittlich 2,5 Jahren. Zu jedem Fall wurde der:die Bewohner:in/Patient:in selbst sowie je ein:e Vertreter:in der Familie, ein:e gesetzliche:r Betreuer:in (manchmal identisch mit dem Familienmitglied), ein:e Vertreter:in des Heimes, der psychiatrischen Institutsambulanz und der psychiatrischen Station interviewt. Niemand der Interviewten schied vorzeitig aus der Erhebung aus. SMILE (die ausführliche Tabelle mit den 51 Anregungen ist in dem Artikel in den Tabellen 2 bis 4 nachzulesen) gliedert sich in drei Themenfelder, die stets durch eine alltagssprachlich-saloppe und eine fachliche Überschrift gekennzeichnet und den Überkategorien Haltungen, Kontakt, Kommunikation oder Kontext zugewiesen sind.

Zum ersten Themenfeld »zwischen einem:einer einzelnen Helfer:in und der Person mit intellektueller Leistungsminderung« (also zu dyadischen Interaktionen) gehören z. B. »Mach dein Ding! – Selbständigkeit unterstützen«, »Es ist, wie es ist – Gegebenheiten akzeptieren«, »Ab und zu nur ich und du – exklusive Begegnungen schaffen«, »Deine Stimme zählt – Mitbestimmung ermöglichen«, »Da geht's lang – Orientierung bieten«.

Zum zweiten Themenfeld »zwischen den Helfer:innen« (also innerhalb des Helfernetzes) gehören z. B. »Mit Kompass zum Ziel – Entscheidungen am Wohl des Klienten ausrichten«; »Hätten Sie mal Zeit? – bei Problemen und Plänen zusammensetzen«, »Und wie sehen Sie das? – Erfahrungen und Expertisen austauschen«, »Jetzt mal Tacheles – klare Kante zeigen«, »Der Rahmen muss stimmen – für gute Arbeitsbedingungen sorgen«.

Während diese beiden Themenfelder einen günstigen allgemeinen Zusammenarbeitskontext fördern, geht es im dritten Themenfeld um den Kern unserer Studie, nämlich die Bewältigung akut-krisenhafter Situationen. Hierzu gehören Strategien wie z. B. »Gelassen in Alarmbereitschaft – Verhalten beobachten und Ruhe bewahren«, »Aus dem Weg – Rückzugsmöglichkeiten schaffen«,

»Entspann dich – Beruhigungstechniken anbieten«, »Safety first – Vorbereitungen treffen und Unterstützung akquirieren«, »Notfalls ruhig stellen – Freiheitseinschränkende Maßnahmen ergreifen«, »Das hat Folgen – Einsatz von Konsequenzen prüfen«.

Als Rating-Instrument zeichnet sich SMILE durch eine hohe Einschätzungsübereinstimmung aus, d. h. geschulte Beobachter:innen sind sich in ihrer Beurteilung schnell einig darüber, ob eine solche Strategie angewandt wird. Zudem weist SMILE sehr viele Übereinstimmungen mit anderen in der Behindertenarbeit verbreiteten und bewährten dyadischen Konzepten wie »Positive Verhaltensunterstützung« oder »Personzentriertes Denken« auf, ergänzt diese aber insbesondere um seine multisystemischen Strategien.

Mit einem solch praxisrelevanten Ergebnis war es am Ende kein Wunder, dass Meike Wehmeyer gleich zwei deutsche Forschungspreise und einen europäischen für ihre im SYMPA-Projekt entstandene Doktorarbeit, mit SMILE als seinem praktischen Ergebnis, verliehen bekam. Erstaunlich war aber, dass im Untersuchungszeitraum von 2,5 Jahren keiner der 14 Menschen mit geistiger Behinderung, die an dieser Studie beteiligt waren, in die psychiatrische Klinik eingewiesen wurde, obwohl sie als häufig Eingewiesene für diese Studie ausgewählt worden waren.

SYMPA und Freund:innen zwanzig Jahre später

Eine recht umfassende Bilanzierung von zwanzig Jahren Erfahrung mit SYMPA-Projekten wurde im Februar 2021 durch eine gleichnamige zweitägige Online-Konferenz »SYMPAthische Psychiatrie« möglich.[8]

8 »Zur Zukunft einer SYMPAthischen Psychiatrie«, Online-Konferenz des Helm Stierlin Instituts und des Instituts für Medizinische Psychologie des Uniklinikums Heidelberg, 5. und 6. Februar 2021.

Der inzwischen 91-jährige schweizerische Psychiatriepionier Luc Ciompi (1982) skizzierte als Ehrengast die über fünfzigjährige Entwicklungsgeschichte der Berner Sozialpsychiatrie, insbesondere der Soteria-Wohnungen für akut psychotisch erkrankte Menschen. Der Hamburger Mitbegründer der »Trialoge« Thomas Bock (2003), die Berlinerin Dorothea von Häbler, Promoterin einer psychodynamischen Psychosentherapie und einer interprofessionellen Weiterbildung für psychiatrische Psychotherapie (von Häbler, Montag u. Lempa, 2022), und die Thüringer Kämpferin für ein regionales Budget und Mitherausgeberin der Fachzeitschrift »Psychotherapie im Dialog« Bettina Willms stellten Konzepte aus anderen Denkrichtungen vor, die SYMPA bereichern könnten. Praktiker:innen aus den SYMPA-Kliniken in Paderborn, Wunstorf, Mönchengladbach und Holzminden berichteten, wie sie die SYMPA-Konzepte lokal und kreativ adaptiert hatten. Der Londoner Kinder- und Erwachsenenpsychiater Eia Asen führte online ein Familiengespräch zu Bindungs- und Mentalisierungsthemen, der Salzburger Synergetiker Günter Schiepek ein Gespräch nur mit der Mutter zur Erstellung eines ideografischen Systemmodells derselben Familie, beide im Kontext des familientherapeutischen Zentrums in Neckargemünd, angebahnt von deren Chefärztin Rieke Oelkers-Ax.

Von der unendlichen zur allzu eiligen Psychiatrie

Eine Einladung von Andreas Manteuffel für ein Themenheft der »Zeitschrift für Systemische Therapie und Beratung« (ZSTB) gab mir 2019 die Gelegenheit einer Bilanzierung, was sich zwischen 1984 und 2019 mit Blick auf die Chancen einer SYMPAthischen Psychiatrie verändert habe. Ich fasste meine Eindrücke wie folgt zusammen:

Schweitzer, J. (2019). Von der unendlichen zur allzu eiligen Psychiatrie. Spielräume systemisch-familienorientierter Therapie in psychiatrischen Kliniken in Deutschland – erlebte Veränderungen zwischen 1984 und 2019. Zeitschrift für Systemische Therapie und Beratung, 37 (3), 142–144.

»Insgesamt scheint mir die deutsche Psychiatrie im Vergleich zu den 1980er Jahren deutlich gemeindenäher aufgestellt mit einem selbstbewusster agierenden ambulanten Sektor. Die Krankenhausfinanzierung fördert nicht mehr, wie noch in den 1980er Jahren, Chronifizierung durch Langzeitbehandlung, eher fördert sie allzu frühzeitige Entlassung. Es stehen mehr partizipative und die Eigensicht von Patienten und Angehörigen respektierende Praktiken (Trialog, Psychose-Seminar, Mitarbeit von EX-IN-Genesungsbegleitern) zur Verfügung. Andererseits hat die Ökonomisierung des Gesundheitssystems durch Abrechnungssysteme und deren Dokumentation durchschnittlich zu einer Verknappung verfügbarer Zeit für professionelle Gespräche bewirkt. Psychiatrie ist ein eiligeres Geschäft geworden. Die Chancen für systemisches Arbeiten in der Psychiatrie scheinen mir insgesamt nicht besser oder schlechter, aber anders geworden zu sein« (S. 143)

13 Gegen den Strich denken: Essays, Polemiken, Irritationen (um 2000)

Die Jahre vor und nach der Jahrtausendwende bestachen durch eine zunehmende Psychologisierung gesellschaftlicher Diskurse. Das Interesse an familiendynamischen Erkenntnissen wuchs in großen Teilen der Bevölkerung. Ich sah mich vermehrt zu Vorträgen in Familien- und Erwachsenenbildungseinrichtungen, Stadtkirchengemeinden oder zu öffentlichen Eröffnungsvorträgen auf Psychotherapietagen eingeladen.

Die Überfrachtung der mittleren Lebensjahre

Im Jahr 1998 war ich 44 Jahre alt, verheiratet und Vater von zwei Söhnen. Beruflich war ich erst jetzt, nach einem Jahrzehnt an der Universität mit lauter Zwei-Jahres-Verträgen, auf einer unbefristeten Stelle angekommen. Daneben engagierte ich mich nebenberuflich als Lehrtherapeut der Heidelberger Gruppe sowie ehrenamtlich als zweiter Vorsitzender der Deutschen Gesellschaft für Familientherapie. Das klingt nach »sehr viel zu tun«, und da war auch sehr viel zu tun. Dennoch fühlte es sich nach hinreichender Balance bei hohem Tempo an. Als mich dann aber noch von der Universität Jena ein anfangs unwiderstehlich erscheinender Ruf auf eine Professur erreichte, der zumindest für einige Jahre ein wöchentliches 350-Kilometer-Pendeln mit sich gebracht hätte – da drohte diese Balance aus dem Gleichgewicht zu geraten, und ich erlebte spätestens jetzt, in dem Pendelhalbjahr im Winter 1999/2000, jene »Überfrachtung der mittleren Lebensjahre«, die ich in einem Vortrag beschrieb, den ich in den Jahren zwischen 2000 und 2004 mit viel Resonanz an verschiedenen Orten vortrug.

Ich kritisierte dort, dass die mittlere Generation, d. h. jene, zwischen dem 25./30. und dem 55./60. Lebensjahr mit zu vielen Anforderungen überfrachtet würde, während der jüngeren Generation der Schüler:innen, Azubis und Studierenden, aber auch der über 60-Jährigen zu wenig zugetraut und zugemutet werde. Die Überfrachtung der mittleren Jahre wäre vor allem dann spürbar, wenn Kinder aufzuziehen wären. Dann lägen die entscheidenden Phasen der beruflichen und der familiären Entwicklung im selben Zeitraum. Diese Gleichzeitigkeit löse zahlreiche Überforderungs- und Unterforderungssymptome aus. Da der Zeitraum des Kinderkriegens und Kinderaufziehens aus biologischen Gründen bis heute kaum zu verlängern ist, plädierte ich für eine Aufhebung aller formellen und informellen Altershöchstgrenzen für berufliche Karriereschritte (z. B. bei der Ausbildungsförderung, bei Promotionen und Habilitationen im akademischen Bereich, bei der Besetzung von Leitungspositionen). So könnten Eltern das Kinderkriegen und -aufziehen in größerer Ruhe genießen, die Kinder würden entspannter aufwachsen. Arbeitnehmer und besonders Arbeitnehmerinnen hätten auch in späteren Lebensphasen noch die Chance auf neue berufliche Entwicklungen.

Der Vortrag, den ich mehrfach hielt, fand damals viel Anklang – wahrscheinlich räsonierte die »Überfrachtung der mittleren Lebensjahre« gut mit dem Erleben der Betroffenen.

Zeit in Paarbeziehungen

Immer wieder traten in den Diskussionen der systemischen Szene einzelne Begriffe in den Vordergrund, die dann für einige Jahre Konjunktur hatten. Um die Jahrtausendwende wurde der Umgang mit Zeit, auf neudeutsch »das Timing«, ein solcher Attraktor. Mein damaliges eigenes Leiden an meiner eigenen Überfrachtung der mittleren Lebensjahre stimulierte mein Interesse an der allgemeineren Bedeutung von Zeit in sozialen Systemen. Da las ich einen Aufsatz des New Yorker Paartherapeuten Peter Fraenkel über Zeit und Paarbeziehungen (Fraenkel, 1996; später zusammengefasst in Fraenkel, 2011). Ich beschloss, ich wolle den Autor kennenlernen. Das gelang 2002, als ich erstmals an einem Kongress der American Family Therapy in New York City teilnahm, und daraus wurde eine lange wunderbare Freundschaft. Peter Fraenkel, im Erstberuf Schlagzeuger, hatte eine Typologie verschiedenster Zeitphänomene vorgelegt, die besonders für Paarbeziehungen und Paartherapien sehr nützlich sind. Sein Grundgedanke: Es erleichtert Beziehungen, Konflikte eher als über die Zeit hinweg sehr stabile stilistische Differenzen im Umgang mit Zeit zu verstehen denn als Ausdruck von zu viel oder zu wenig Liebe, Bindung, Begehren, Dominanz. All das sind sie zwar auch, aber sie vereinfacht als schwer veränderbare, aber in keiner Weise »bös gemeinte« stilistische Vorlieben zu sehen, befördert nach Ansicht von Peter Fraenkel (und von mir) die Lösung solcher Konflikte.

Eine Einladung zu einem Eröffnungsvortrag der Lübecker Psychotherapietage 1998 bot mir eine weitere Gelegenheit, gesellschaftliche Zwänge und unnötige Drucksituationen zu beschreiben und zu kritisieren, mit denen sich Menschen das Leben unnötig schwerer machen, als es sein müsste.

Unglücklich machende Familienideale

Schweitzer, J. (2004a). Unglücklich machende Familienideale. Ihre Dekonstruktion in der Psychotherapie. Psychotherapeut, 49 (1), 15–20.

Der Aufsatz ging aus von der These der Familiensoziologen Ulrich Beck und Elisabeth Beck-Gernsheim (1990), dass die realen Familienformen aus dem Nachkriegsdeutschland der 1950er und 1960er Jahre sich bis in unsere heutige Zeit (das bedeutete damals die Zeit zwischen 1990 und 2000) sehr verändert hätten. Die »post-familiale« Familie der 1990er Jahre charakterisierten sie mit der Überschrift »Aus der Notgemeinschaft wird eine Wahlverwandtschaft«.

In postfamilialen Familien laufen die Alltagsrhythmen aller Mitglieder vermehrt auseinander, die Aufenthaltsorte entfernen sich. In nun häufigeren multikulturellen Familien muss man sich bewusst entscheiden, welche Rituale aus der einen oder der anderen Kultur fortgeführt werden. Scheidungen und Fortsetzungsfamilien werden häufiger. Viel langsamer als die Realität veränderten sich aber die Ideale, nach denen Familien ihr Leben leben. Realität und Ideal klaffen vermehrt auseinander. Zunehmend machen (mittlerweile überholte) Familienideale unglücklich. Der Aufsatz benennt solche Familienideale, die bedrücken, sofern sie keine Deckung mehr mit der familiären Realität aufweisen. Nur wenn sie eine faire Verwirklichungschance haben, können sie sehr hilfreich sein:

1. Kinder brauchen eine (nicht zwei) Familien.
2. Kinder brauchen ein Heim (nicht zwei).
3. Familien brauchen (viel) Zeit füreinander.
4. Familien mit alleinerziehenden Müttern sind unvollständig – Söhne brauchen ihren Vater.
5. Kinder brauchen heterosexuelle (nicht homosexuelle oder sonstige) Eltern.
6. Eltern sollten einander lieben und nicht nur als reine Zweckgemeinschaft funktionieren.
7. Eltern sollten mit ihren Kindern zusammenleben (statt sie Pflegeeltern oder Jugendhilfeeinrichtungen anzuvertrauen).
8. Kinder sollten sich von ihren Eltern rechtzeitig ablösen.

Mit dieser Aufzählung traditioneller, aber für immer mehr Menschen so nicht mehr lebbarer Werte, polemisierte der Aufsatz, ohne dies ausdrücklich zu benennen, zugleich gegen mehrere, meist männliche und meist psychodynamische Forscher, die sich damals mit Leidenschaft um die Katalogisierung möglichst vieler früher Bindungsstörungen und später psychosomatischer Störungen bis hin zu Schmerzstörungen im Erwachsenenalter bemühten, wenn die Kinder mit alleinerziehenden Müttern ohne Väter aufwuchsen. Ich sah in dieser Forschungsrichtung eine wissenschaftlich verbrämte Väterinitiative zum Mother-Blaming.

Der Mann als Gefahrenquelle

Quasi als thematische Ergänzung oder auch als thematischer Kontrapunkt entstand im Jahre 2003 in Zusammenarbeit mit Stefan Beher ein Aufruf, den Mann, und insbesondere den jungen Mann, als Risikofaktor und Gefahrenquelle zu entdämonisieren. Mir war in Supervisionen, Therapien, aber auch im privaten Alltag aufgefallen, dass Männer und Jungen, insbesondere junge Männer, offensichtlich zunehmend als Problemträger identifiziert wurden, in viel größerem Umfang als in meiner eigenen Kindheit in den 1950er und 1960er Jahren und mit fraglichem Nutzen für die daraus resultierenden pädagogischen und therapeutischen Interventionen. Als Schuljunge war ich recht groß, dick und stark, ging aus den meisten Raufereien mit Gleichaltrigen als Gewinner hervor und musste dafür dann häufig nachsitzen oder eine Strafarbeit ausführen. Als zur Hyperaktivität neigender Junge waren mir auch die sozialen Nachteile von starken Bewegungsimpulsen sehr bewusst. Dies hat meine Empathie mit den heute Betroffenen sicherlich gefördert und mag eine latente Motivation zu dem folgenden Aufsatz gewesen sein.

Schweitzer, J. (2004b). Der Mann als Gefahrenquelle – Beratungsherausforderungen im postpatriarchalen Zeitalter. Kontext – Zeitschrift für Familientherapie und Systemische Therapie, 35 (2), 171–183.

Ich schrieb darin: »Die guten, alten Zeiten des Patriarchats scheinen auszulaufen. Es lohnt zunehmend weniger, ein Mann zu sein und keine Frau. Dieser relative Bedeutungsverlust erzeugt eine Reihe von Übergangskrisen. Mann zu sein wird zum Problem, wenn Männer so bleiben wie sie schon immer waren, ihre spezifischen Gaben aber weniger oder gar nicht mehr gebraucht werden. Große Teile insbesondere der biologischen Ausstattung des Mannes werden überflüssig: seine Größe, sein Gewicht, seine Muskeln, künftig wahrscheinlich auch sein Samen. Aber diese körperliche Ausstattung bleibt den Männern erhalten. Sie fällt nicht einfach mangels sinnvoller Nutzung von ihnen ab. Im günstigen Falle bleibt sie ein unnötiges Equipment. Im ungünstigen Fall wird sie zur Gefahrenquelle« (S. 172).

Mit dieser Problemwahrnehmung schien es mir sinnvoll, mit diesen Klienten auf die Suche nach Verständniskontexten zu gehen, in denen ärgerliches und bedrohliches Männerverhalten nachvollziehbar ist, um zeitgemäße neue Anwendungsfelder für die überflüssig gewordene männliche Körperpower zu entwickeln. Dass das Patriarchat im Sinkflug sei, versuchte ich anhand von deutschen Statistiken zu belegen, etwa der Gymnasial- und Studienabschlüsse oder der längeren Lebensdauer und niedrigeren Morbidität von Frauen. Militante Männer – und Väterrechtsbewegungen als nutzlose Versuche, das Patriarchat wieder einzuführen, bestätigten diesen Trend eher, als dass sie ihn widerlegten. Männer würden zu »Opfern ihrer eigenen Taten« – ihres hyperaktiven Bewegungsdranges, ihrer Gewalttätigkeit in Partnerschaften, als »Väter auf der Flucht vor ihrer Vaterschaft«, in Paartherapien auf dem Weg »vom Scheidungstäter zum Scheidungsopfer«.

Ich benannte in diesem Aufsatz mehrere gesellschaftliche Hintergründe und Begleitmusiken dieses Bedeutungsabsturzes der Männer in der modernen Welt: die »Erosion der patriarchalen

Dividende«; die zunehmend kleinzelligeren Büros, Schulräume, Wohnungen und Freizeitwelten, die nicht mehr zu den weitgehend unveränderten, auf Auslauf programmierten Männerkörpern passten. Zugleich bleibe eine Emanzipation der Männer aus – Frauen besetzten allmählich sogenannte Männerdomänen, aber Männer stießen bislang in keine bisher den Frauen zugeschriebenen Bereichen in Kinderbetreuung und Hausarbeit vor.

Abschließend schilderte ich mehrere damals aktuelle Interventionen für den »Mann als Gefahrenquelle«. Die prominenteste waren damals die pharmakologischen »Pillen für den Zappelphilipp«, besonders Ritalin, das im Jahr 2000 zwanzigmal häufiger verschrieben wurde als noch 1990. »Täter-Therapien« wurden vor allem für Schläger und Sexualstraftäter in Justizvollzugsanstalten und Forensischer Psychiatrie, aber auch als freiwilliges ambulantes Angebot verfügbar. Zunächst im angelsächsischen Raum entstanden Paartherapien, die sich auf die Unterbrechung und Dekonstruktion gewaltsamer Paarinteraktionen konzentrierten. Und in der Jugendhilfe wurden multisystemische Jugendlichentherapien entwickelt, die neben der Familienberatung auch die Arbeit mit Mitschüler:innen und gleichaltrigen Peers beinhalteten.

Auf der DGSF-Jahrestagung 2003 in Magdeburg erprobte ich in dem Workshop »Wohin mit all der Kraft?« mit den Teilnehmenden Möglichkeiten eines angemessenen Umgangs mit bedrohlich auftretenden Männerkörpern. Wir versuchten, gewaltvolles Handeln mit Zero-Tolerance-Strategien sehr früh zu unterbinden. Wir diskutierten Rituale des gut kanalisierten Ausdrucks von Aggressionsbereitschaft, teilweise afrikanischen Praktiken abgeschaut, und ob der Gewalt von Hooligan-Gruppen vor oder nach Fußballspielen eine Gewalt kanalisierende Potenz innewohne. In Zweierübungen testeten wir, sich der eigenen gewaltbezogenen Körpererfahrungen bewusst zu werden, um diese Erfahrungen zur Deeskalation in heraufziehenden aggressiven Situationen gezielt zu nutzen.

14 Psychotherapie im Dialog: Ein psychodynamisch-behavioral-systemisches Gemeinschaftswerk (1999 bis 2010)

Im Winter 1998/99 sprachen mich Wolfgang Senf und Michael Broda an, ob ich bei dem neuen Zeitschriftenprojekt des Thieme Verlags »Psychotherapie im Dialog« (PID) mitmachen wolle. Wolfgang Senf, psychoanalytisch vorgebildeter Arzt für Psychosomatische Medizin und Lehrstuhlinhaber in Essen, kannte mich von unserer früheren Zusammenarbeit an der Psychosomatischen Klinik in Heidelberg, er war dort zeitweilig mein Oberarzt gewesen. Mit Michael Broda, einem verhaltenstherapeutisch vorgebildeten Psychologischen Psychotherapeuten mit Kassenpraxis in Dahn im Pfälzerwald, die er gemeinsam mit seiner Frau Andrea Dinger-Broda betrieb, hatte Wolfgang Senf schon lange zusammengearbeitet und das erfolgreiche Buch »Praxis der Psychotherapie« herausgegeben (Senf u. Broda, 1996).

Die Anfrage lautete, ob ich als systemisch vorgebildeter dritter Herausgeber mit ihnen auf die Suche nach Themen und Autor:innen sowie in die Zusammenstellung störungsspezifischer und allgemeinpsychotherapeutischer Themenhefte gehen wolle. Allein die Tatsache, dass sie mir diese Aufgabe zutrauten, freute mich, ehrte mich, warf auch sogleich viele Assoziationen und Ideen in mir auf, aber auch etwas klamme Besorgnis. Störungsspezifisches Denken war in meinem systemtherapeutischen Umfeld zu jener Zeit kein wirkliches Thema. Würde ich überhaupt wissen, welche Kolleg:innen sich mit welchen Störungen praktisch oder therapeutisch befassen? Ich war überzeugt, dass sie mit demselben oder zumindest mit einem ähnlichen Spektrum psychischer Probleme wie psychodynamische und verhaltenstherapeutische

Kolleg:innen arbeiteten. Aber wie sollte ich das herausfinden, wenn sie unter ganz anderen, meist therapietheoretischen oder therapietechnischen Überschriften davon erzählten und schrieben? Würde ich, der ich bislang ebenfalls nur sehr randständig störungsspezifisch gedacht hatte, und das eigentlich auch nicht zu ändern beabsichtigte, neben meinen zwei diesbezüglich sehr erfahrenen Kollegen nicht als Dritter verblassen? Und welche Rolle sollte die Systemische Therapie in dieser Zeitschrift wirklich spielen, wenn ihre Wissenschaftlichkeit doch gerade ein Jahr zuvor bei ihrem ersten Antrag (Schiepek, 1999) vom Wissenschaftlichen Beirat Psychotherapie, dem Wolfgang Senf meines Wissens auch angehörte, abgelehnt worden war?

Meine Bedenken lösten sich zu fünfzig Prozent bei Kaffee und Kuchen während eines Besuchs der beiden an einem Samstagnachmittag bei mir zu Hause, in unserer Wohnküche in einer Dachgeschosswohnung in der Heidelberger Weststadt, auf. Sie verdeutlichten mir sehr überzeugend, dass sie selbst die Einteilung und Finanzierung der Psychotherapien nach Therapieschulen in ihrer jetzigen Form ablehnten, dass sie wirklich die Vision einer die Grenzen der Schulen überschreitenden, »integrativen« Psychotherapie verfolgten – und dass sie sich beide wahrscheinlich als Menschen mit Schwung, Weitblick, Kollegialität, Fairness und zugleich ganz guten Vorkenntnissen der Systemischen Therapie erweisen würden. Kurz gesagt: Die Chemie stimmte.

Aber fünfzig Prozent der Besorgnisse blieben: Würde die Arbeit zu schaffen sein, die auf uns drei Herausgeber mit vier Heften im Jahr, von denen jedes ein komplexes Themenheft sein würde, zukam? Wie lange und mühsam würde es werden, nach systemischen Autor:innen, die über Störungen schreiben, zu suchen? So verfiel ich kurz vor Ende unserer Kaffeerunde auf die Idee, ob ich noch einen Kompagnon mitbringen könnte, nämlich (sofern er mitmachen würde) Arist von Schlippe. Das fanden Wolfgang Senf und Michael Broda bedenkenswert und sie stimmten nicht nur zu, sondern entschieden sich, dass sie jeder eigentlich auch einen »zweiten Mann« bräuchten. So bekundeten wir einander am Ende: »Yes we can – yes we will!« Die beiden luden als Verhaltenstherapeuten Steffen Fliegel aus Münster und Ulrich Streeck aus Göttingen-Tiefenbrunn als Psychoanalytiker hinzu. Und das wurde der Beginn einer vor allem in der Frühzeit unserer Zusammenarbeit wunderbaren Geschichte.

Ich hatte das Vergnügen, Themenhefte über Paartherapie (mit Arist von Schlippe), Depression (mit Ulrich Streeck), Schizophrenie (mit Gastherausgeber Harald J. Freyberger), Tätertherapie (mit Steffen Fliegel), Kindertherapie (mit Gastherausgeber Rüdiger Retzlaff) und Psychotherapie-Integration (mit Wolfgang Senf und Michael Broda) herauszugeben. Als besonderen Höhepunkt erinnere ich ein gemeinsam mit Ulrich Streeck geführtes Interview mit Walter und Inge Jens, zwei Geistesgrößen der Germanistik, kurz nachdem Walter Jens seine langjährigen depressiven Verstimmungen öffentlich gemacht hatte und noch bevor zusätzlich seine Alzheimer-Krankheit bekannt wurde. Ein anderer Höhepunkt war ein Patientengespräch in der von Ulrich Streeck geleiteten Psychotherapieklinik in Tiefenbrunn bei Göttingen. Ein Oberarzt der Klinik führte dieses Gespräch; wir sechs Herausgeber waren zum Zuhören eingeladen und tauschten uns hinterher darüber aus, in welcher Weise wir dieses Gespräch ähnlich oder anders geführt hätten.

Ab etwa 2004 entwickelten sich zwei Konfliktlagen im Herausgeberteam, die überhaupt nichts mit unseren unterschiedlichen Schulen zu tun hatten, sondern mit der Vermarktung der Fachzeitschrift. Es war die Idee aufgekommen, Tagungen von »Psychotherapie im Dialog« zu veranstalten. Und es wurden auch drei Tagungen (2002, 2004 und 2006 – immer im September) realisiert. Insbesondere die beiden ersten hatten gute Resonanz. Aber der Tagungsort Baden-Baden, an dem die zweite Tagung 2004 und die dritte Tagung 2006 stattfanden (nach Berlin 2002), gefiel den drei Norddeutschen

Steffen Fliegel, Ulrich Streeck und Arist von Schlippe als »zu altertümlich« nicht. Zudem erwartete der Thieme Verlag von uns Herausgebern immer präzisiere, aufwändigere redaktionelle Arbeit an den Beiträgen. Vielleicht war auch einfach ein klassischer Sieben-Jahres-Zyklus abgelaufen. Und so schieden in dieser Gemengelage nacheinander die drei Norddeutschen, die ja alle von uns »Ur-Dreiern« hinzu geladen worden waren, wieder aus dem Herausgebergremium aus. Mit ihnen ging auch die von mir erlebte Pionierstimmung zu Ende, die Arbeit wurde zumindest für mich zur Routine mit weniger Inspiration als anfangs. Als ich im September 2007 zum DGSF-Vorsitzenden gewählt geworden war, wurde es dann auch höchste Zeit, Entlastung von einem anderen Tätigkeitsfeld zu suchen. So beschloss ich im gleichen Jahr, mich in der Heftherausgabe zurückzuhalten, um mich aber erst 2010 mit einem 10-Jahre-Jubiläumsheft zum Thema Integration, gemeinsam mit Wolfgang Senf und Michael Broda herausgegeben, von diesem wunderbaren Zeitschriftenprojekt zu verabschieden.

Ein absoluter Glücksfall war es, dass schon schnell neue hochqualifizierte Kolleg:innen mit frischem Schwung zur Zeitschrift hinzukamen, manche von ihnen selbst Grenzgänger:innen zwischen mindestens je zwei Therapieschulen: Bettina Wilms, Maria Borcsa, Claudia Mory (Systemische Therapie, auch Verhaltenstherapie), Henning Schauenburg, Barbara Stein, Silke Wiegand-Grefe (Psychoanalyse, Tiefenpsychologie, Psychoanalytische Paar- und Familientherapie), Volker Köllner und Christoph Flückiger (Verhaltenstherapie und Allgemeine Psychotherapie). Andrea Dinger-Broda leistet als Redakteurin seit nun zwanzig Jahren hochkompetent die (Schluss-)Redaktion der Hefte. Im Jahr 2022 werden sich vermutlich nach Wolfgang Senf auch Michael Broda und Andrea Dinger-Broda und damit die gesamt Gründergruppe zurückgezogen haben.

15 Die Gründung des Helm Stierlin Instituts (2002)

Von der Internationalen Gesellschaft für Systemische Therapie (IGST) zum Helm Stierlin Institut (hsi)

In der damaligen Bundesrepublik Deutschland wurden die ersten systemischen Weiterbildungen in den frühen 1970er Jahren von herumreisenden amerikanischen Dozent:innen wie Martin Kirschenbaum oder Carole Gammer angeboten. Im darauffolgenden Jahrzehnt bildeten sich die ersten festen Weiterbildungsinstitute (u. a. eines gegründet von Maria Bosch in Weinheim) und um 1990 fand der damals einsetzende »Institute-Gründungsboom« einen ersten Höhepunkt. Wenig erstaunlich war, dass es ab der Jahrtausendwende zu den ersten Spaltungen und Trennungen systemischer Weiterbildungsinstitute kam. An einer dieser Trennungen war ich selbst beteiligt: der Gründung des Helm Stierlin Instituts durch sechs der damals zehn Lehrtherapeut:innen der »Internationalen Gesellschaft für Systemische Therapie« (IGST) plus einer weiteren Lehrtherapeutin.

Die IGST war 1984 von vier Therapeut:innen unserer Heidelberger Gruppe gegründet worden (Gunthard Weber, Ingeborg Rücker-Embden-Jonasch, Fritz B. Simon und Gunther Schmidt – Helm Stierlin war daran nicht interessiert), gemeinsam mit deren Mailänder Mentoren und Kollegen Luigi Boscolo und Gianfranco Cecchin sowie den Marburger Therapeuten Klaus Deissler und Peter Gester. In der Praxis wurde es sukzessive ein fast rein Heidelberger Institut.

Nach der Pionierphase erfolgte um das Jahr 1990 herum eine personelle Ausweitung der IGST mit dem Hinzukommen von

Andrea Ebbecke-Nohlen, Hans Rudi Fischer, Ulrich Clement und mir. Auch die Zahlen bei den Teilnehmenden »boomten«. Zeitweilig wurden sechs Grundkurse angeboten, die parallel begannen. In diese Zeit fiel auch die Gründung des Carl-Auer-Verlags durch zehn IGST-Mitglieder sowie den Hypnosystemiker und Kongressorganisator Bernhard Trenkle. (Ich bin mir nicht sicher, ob auch Helm Stierlin zu den Mitgründern des Carl-Auer-Verlags gehörte.) Der Verlagsname Carl Auer sollte phonetisch (»Kalauer«) und unterstützt durch ein diesem fiktiven Gründer gewidmetes Buch »Carl Auer – Geist or Ghost: persönliche Begegnungen« (Weber, 1990) daran erinnern, dass auch die Namen von Verlagsgründer:innen reine Erfindungen sein können. Pfiffige Reihentitel wie die Audiokassetten-Reihe »Carl-Auer-Universität – Jeder Stau bringt Sie weiter«, beschwingten Verlagsgründer, Verlagsmitarbeiter:innen und Leser:innen.

Doch zurück zur IGST als Weiterbildungsinstitut: Erste mir bekannte Konflikte tauchten dort in meiner Wahrnehmung mit dem Einzug in die große Villa in der Neuenheimer Kussmaulstraße 10 auf. Wer bekam dort ein größeres und wer ein kleineres Zimmer? Wer sollte in der Nachfolge von Helm Stierlin und Josef Duss-von Werdt künftig die Fachzeitschrift »Familiendynamik« herausgeben? Was war von Gunthard Webers Förderung der Aufstellungsarbeit von Bert Hellinger im Programm des Carl-Auer-Verlages zu halten, die sich für den Verlag als lukrativ erwiesen hatte? Es war also eine bunte Mischung aus Interessenkonflikten, konzeptuellen Differenzen und Konkurrenzkämpfen, erst in der Spätphase um 1997 dann auch um die Verteilung von Geldern. Ab etwa 1997 eskalierten und chronifizierten diese anfangs sehr volatilen Konflikte. Sie konnten nur durch eine Trennung innerhalb des Lehrendenteams in den Jahren 2001 und 2002 gelöst werden. Interessanterweise verließ dabei eine Mehrheit der Lehrtherapeut:innen das IGST-Institut und gründete das Helm Stierlin Institut neu, während eine Minderheit in der

IGST zusammenblieb, die sich dann schrittweise noch weiter aufteilte und verkleinerte. Soweit mir bekannt, war das Helm Stierlin Institut das erste Institut, das im Dachverband Systemische Gesellschaft 2002 erstmals als ehemaliger Teil eines der SG schon zugehörigen Instituts einen Antrag auf Neuaufnahme stellte. Bemerkenswert schien mir auch, dass es in den Konfliktjahren 1997 bis 2001 nicht zur Einschaltung einer neutralen Mediatorin oder eines neutralen Mediators kam, obwohl dies immer wieder zur Diskussion stand. Soviel ich weiß, wurde im Helm Stierlin Institut auch zum ersten Mal ein Pionier der Systemischen Therapie zum Namensgeber eines Weiterbildungsinstitutes.

Trotz dieser beschriebenen, recht lang andauernden Konfliktlage konnte die für die Etablierung eines neuen Instituts erforderliche Gründungsenergie erst in dem Moment mobilisiert werden, in dem sich bei zweien der Gründer:innen alternative Pläne nicht realisierten: nachdem Andrea Ebbecke-Nohlen und ihr Mann Dieter Nohlen entschieden hatten, nicht für einige Jahre beruflich nach Santiago de Chile zu ziehen, und ich mich entschlossen hatte, zwei Rufe auf Universitätsprofessuren (in Jena und in Kassel) abzulehnen. Insofern beginnt die Geschichte des Helm Stierlin Instituts mit einer Spaltung seines Vorläuferinstituts und mit dem Nicht-Zustandekommen alternativer Lebenspläne von zwei Gründungsmitgliedern, die dann mit der ideellen, finanziellen und tatkräftigen Unterstützung von vier weiteren Gründer:innen das Helm Stierlin Institut als Weiterbildungsinstitut ins Laufen brachten.

Eine verwunschene Villa hoch über der Stadt

Eine wichtige Rolle bei der Institutsgründung spielte auch Teresa Martin, die erste Sekretärin und spätere Organisationsleitung des Helm Stierlin Instituts. Sie hatte bereits in der IGST im Sekretariat gearbeitet und brachte administrative Routinen mit ins neue Institut. Ihr verdanken wir auch das

Finden des Institutsgebäudes. Sie hatte die Vermietungsanzeige der Villa Schmeil am Schlosswolfsbrunnenweg in der Lokalzeitung entdeckt. Der Schlosswolfsbrunnenweg führt, wie sein Name sagt, vom Heidelberger Schloss zum Wolfsbrunnen, einer magischen und sagenumrankten Quelle über dem Stadtteil Schlierbach. Die Villa Schmeil liegt etwa 200 Meter höher als die Heidelberger Altstadt, am Waldrand des Heidelberger Hausbergs Königsstuhl. Sie wurde 1912 für die Familie des Lehrers Otto Schmeil gebaut, der mit seinen damals innovativen und weit verbreiteten Lehrbüchern »Schmeils Tierleben« und »Schmeils Pflanzenleben« reich geworden war. Offenbar konnte Schmeil von den Bucheinnahmen als Privatgelehrter in diesem schönen und großen vierstöckigen Haus mit seiner Familie und Dienstpersonal leben und den großen Park um das Haus herum als botanisches Studienlabor pflegen und nutzen.

Meine erste Reaktion, als Teresa Martin mir die Immobilienannonce zeigte, war ablehnend: »Das taugt nicht für uns, da kommt man viel zu schwer den Berg hinauf.« Dennoch überzeugte sie Andrea Ebbecke-Nohlen und mich, das Haus wenigstens anzusehen.[9] Wir fuhren also doch den Berg hinauf, und ab dem Moment, in dem wir das Foyer der Villa betraten, war uns klar, dass wir hier sehr gern arbeiten würden. Wir mieteten also Erdgeschoss sowie Teile des ersten Obergeschosses und des Kellers, ließen den Keller und die Toiletten renovieren, kauften viele Seminarstühle und legten los. Finanziert wurde das Ganze mit Darlehen, die wir sechs Gründer:innen dem Institut gaben, und die wir uns glücklicherweise bereits nach wenigen Jahren zurückzahlen konnten.

9 Fotos sind zu betrachten auf https://www.hsi-heidelberg.com/institut/galerie/

Von der Gründung zum Generationenwechsel

Unsere optimistische Annahme bewahrheitete sich: Auch ohne Rückgriff auf den etablierten Namen, das Vereinsvermögen und das gut eingeführte Seminarhaus in der Heidelberger Stadtmitte hatte sich das neue Institut schon bald erfolgreich etabliert. Aus der Vorgeschichte lernend schufen wir Voraussetzungen dafür, dass die Beziehungen zwischen den Lehrenden kooperativer und weniger konkurrierend gestaltet wurden. Binnen kurzer Zeit (genauer gesagt in den Jahren zwischen 2003 und 2008) konnten wir unser Team mit weiteren, im Feld bereits gut eingeführten und von uns geschätzten Kolleginnen und Kollegen erweitern: Liz Nicolai, Rüdiger Retzlaff und Mechthild Reinhard stießen zu uns. Zahlreiche kleine Veranstaltungen und ein großer Kongress in den Jahren bis 2010 sorgten für eine hohe bundesweite Sichtbarkeit des Instituts. Die Einladung angloamerikanischer Gastdozent:innen wie Eia Asen, Peter Fraenkel, Jim Wilson und Monica McGoldrick in unsere Kurse sowie die Kontakte mit vielen internationalen Forschern wie José Szapocznik, Charles M. Borduin, D. Russell Crane und Guy Diamond auf den von mir organisierten Systemischen Forschungstagungen ermöglichten es uns, gemeinsam mit unseren Seminarteilnehmer:innen über den deutschsprachigen Tellerrand zu schauen.

Danach brauchte es eine Weile, bis sich bei uns das Bewusstsein durchsetzte, wie überlebenswichtig im engeren Institutsteam ein kontinuierliches Hinzukommen jüngerer Kolleg:innen für die Vitalität und Stabilität des Instituts ist. Diese Erkenntnis führte erst um 2015 zunächst zur Einladung von Ansgar Röhrbein und Julika Zwack, in den Jahren zwischen 2018 und 2021 zu Einladungen an Mirko Zwack, Rieke Oelkers-Ax, Markus Haun, Frauke Ehlers, Angelika Eck und Stefan Junker. Mit meinem eigenen bevorstehenden Ausscheiden aus dem engeren Institutsteam (nachdem bereits Andrea Ebbecke Nohlen und Carmen Beilfuss ihre dortige Arbeit beendet hatten) wird sich die ganze Gründergeneration des hsi von der Tätigkeit im Institut verabschiedet haben und der Generationenübergang wird gelungen sein. In einem Feld, in dem viele Kolleg:innen sich forever young wähnen, ist das keine ganz selbstverständliche Entwicklung. An der rechtzeitigen Gewinnung jüngerer Kolleginnen und Kollegen aktiv mitgewirkt zu haben, macht mich froh und wurde mir von diesen im Frühjahr 2022 mit dem Pflanzen eines »Baumes der Nachhaltigkeit« im Park der Villa Schmeil symbolisch gedankt.

16 Das Ganze Systemische Feld (DGSF): Verbandsentwicklung aus Vorstandsperspektive (2007 bis 2013)

Eine inspirierende Erfahrung, besonders viel bewegen zu können, machte ich in den Jahren zwischen 2007 und 2013 als Vorsitzender der Deutschen Gesellschaft für Systemische Therapie, Beratung und Familientherapie (DGSF). Viele Umstände und Ereignisse sind hierzu in dem Buch »Das Ganze Systemische Feld – Verbandsentwicklung am Fallbeispiel der DGSF« beschrieben (Schweitzer, Rotthaus u. Hermans, 2020), das ich gemeinsam mit meinem Amtsvorgänger Wilhelm Rotthaus (Vorsitzender von 2000 bis 2007) und meinem Amtsnachfolger Björn Enno Hermans (Vorsitzender von 2013 bis 2019) verfasst habe.

Die Vor- und Gründungsgeschichte der DGSF

Der DGSF-Gründung ging eine längere Vorgeschichte voraus. Zwischen 1997 und 2000 war ich bereits als Vorstandsmitglied in einem der beiden Vorgängerverbände der DGSF, der Deutschen Arbeitsgemeinschaft für Familientherapie (DAF), tätig gewesen. Sowohl die DAF (gegründet 1977) als auch der Dachverband für Familientherapie und Systemisches Arbeiten (DFS, gegründet 1987), der zweite Vorgängerverband, hatten damals jeder etwa 650 Mitglieder: zum Leben zu wenige, zum Sterben zu viele. Die Jahresbudgets beider Verbände waren kümmerlich, die Wirksamkeit nach außen gering. Hinzu kamen in der DAF Konflikte über deren künftige Ausrichtung zwischen stärker psychodynamisch und stärker systemisch orientierten Mitgliedern. In dieser Situation kam, initial bei der DAF-Vorsitzenden Marie-Luise Conen, die Idee zu einer Fusion aller drei damals existierenden Verbände auf, also neben DAF und DFS auch mit der Systemischen Gesellschaft (SG, gegründet 1993), einem reinen Institutsverband, der zu jener Zeit noch keine Einzelmitglieder führte.

An einem Abend der allerersten Systemischen Forschungstagung 1998 kam es in Heidelberg im Dachgeschoss des Instituts für Medizinische Psychologie zu einem Treffen von Vertreter:innen der drei Verbände, um die Frage einer gemeinsamen Fusion zu diskutieren. In meiner Erinnerung war die SG durch Kurt Ludewig und Tom Levold, der DFS durch Gisal Wnuk-Gette und Harro Naumann, die DAF durch Marie-Luise Conen und mich vertreten. DAF und DFS wollten fusionieren, die SG nicht. Darauf begannen DAF und DFS mit sehr sorgfältigen, insgesamt zweijährigen Verhandlungen darüber, wie eine erfolgreiche Fusion gestaltet werden könnte. Beider Zielsetzungen und Beziehungskulturen wiesen neben sehr vielen Übereinstimmungen auch erhebliche Unterschiede auf. Dem DFS war die qualitätsorientierte, sorgfältige und detaillierte Regulation von Weiterbildungen ein großes Anliegen sowie ein zwischenmenschlich nahes Binnenklima. Die DAF galt als intellektueller und im Blick auf Regularien als anarchischer, sie brachte eine Tradition anspruchsvoller Jahrestagungen sowie ihre Verbandszeitschrift »Kontext – Zeitschrift für systemische Therapie und Familientherapie« mit. Diese wurde im Fusionsprozess zur gemeinsamen Zeitschrift der neuen DGSF, der DFS löste seine Verbindung mit seiner bisherigen Verbandszeitschrift »System Familie« auf.

Der neue Verband sollte, unter Wahrung dieser starken Traditionen, etwas anderes als die Summe beider Teile werden: dynamischer, professioneller organisiert, mitgliederstärker, nach außen wirksamer. Das sollte auch in einem personell neu aufgestellten Gründungsvorstand zum Ausdruck kommen, in dem lediglich zwei Mitglieder der alten Vorstände (Anne Valler-Lichtenberg vom DFS und Klaus Osthoff von der DAF) verbleiben sollten, und in dem Wilhelm Rotthaus als Vorsitzender sowie Friedebert Kröger und Carmen Beilfuss – alle drei renommierte Persönlichkeiten in der systemischen Szene – den Neuanfang repräsentierten. Eine Geschäftsstelle sollte in Köln eingerichtet werden mit Bernhard Schorn als Gründungsgeschäftsführer. In der Satzung wurde geklärt, dass die DGSF primär ein Einzelmitgliederverband werden sollte, mit vorerst ungeklärtem Status der Weiterbildungsinstitute im Verband.

Der Titel »Deutsche Gesellschaft für Systemische Therapie und Familientherapie« stellte die theoretische Orientierung »systemisch« und das Setting »Familientherapie« gleichberechtigt nebeneinander. Anders als in der DAF war damit »systemisch« zum dominanten theoretischen Paradigma des Verbandes erklärt worden. Warum der Begriff »Familientherapie« dann Teil des Titels blieb? Lagen nicht die Begriffe »Systemische Therapie und Familientherapie« auf sehr unterschiedlichen logischen Ebenen und wurde der Titel dadurch nicht unlogisch? Ja, das war und ist er. Aber es gab dennoch gute Gründe, ihn beizubehalten. Bekanntermaßen ist es »sehr schwer, ein System zu küssen«. Familientherapie ist lebensweltlich viel anschaulicherer, Uneingeweihten leichter vermittelbar als »systemisch«. Zudem stellt die Familientherapie die historische Wurzel der Systemischen Therapie dar. Und der Begriff Familientherapie war und ist weiterhin in vielen Ländern (ganz besonders in Nordamerika) viel verbreiteter als der Begriff Systemische Therapie. Von dieser historischen Wurzel und dieser internationalen Verbindung wollte das Fusionskomitee den neuen Verband nicht abschneiden.

Unzufrieden mit dem Gründungsnamen des neuen Verbandes blieben aber zahlreiche der sehr vielen in der Sozialen Arbeit und Sozialpädagogik tätigen Mitglieder. Auf ihr Betreiben wurde der Verbandstitel im Jahr 2010 erweitert, sodass er jetzt lautet: »Deutsche Gesellschaft für systemische Therapie, *Beratung* und Familientherapie«. Mit dem Zusatz »Beratung« war die Hoffnung verbunden, dass sich mit ihm alle nicht explizit therapeutisch arbeitenden Verbandsmitglieder gemeint fühlen würden – auch wenn sie im Coaching, in der Organisations- und Unternehmensberatung, der Pädagogik, der Pflege, der Seelsorge etc. tätig sind.

Die anfängliche Vision – und was aus ihr wurde

Nachdem die Gründung der DGSF erfolgreich vollzogen und auf einem von Marie-Luise Conen in Berlin hervorragend organisierten Kongress gebührend zelebriert worden war, legte ich eine lange Pause vom Verbandswesen ein. Erst 2004 rückte die DGSF für mich wieder in den Blick. Der zu diesem Zeitpunkt amtierende DGSF-Vorsitzende Wilhelm Rotthaus lud auf der Systemischen Forschungstagung 2004 sowohl die Hamburgerin Kirsten von Sydow als auch das Heidelberg-Mainzer Trio (Rüdiger Retzlaff, Stefan Beher und mich) ein, unsere bis dahin getrennten Übersichtsarbeiten zur Wirksamkeit Systemischer Therapie zusammenzuführen und zu einer Expertise für den Wissenschaftlichen Beirat Psychotherapie auszuarbeiten, den die beiden Verbände DGSF und SG anschließend dort einreichen würden. Ziel war, die Anerkennung als wissenschaftliches Verfahren für die Systemische Therapie zu erreichen (dazu mehr in Kapitel 18). Zwei Jahre später, auf der nächsten Systemischen Forschungstagung, fragte mich Wilhelm Rotthaus auf dem Tagungsfest kurz vor Mitternacht – die Stimmung war gut, nach Rotwein und Tanz – ob ich Lust hätte, sein Nachfolger als DGSF-Vorsitzender zu werden. Lust hatte ich, aber auch zahlreiche Bedenken, von denen sich eines nach dem anderen ausräumen ließen. Eineinhalb Jahre später erfolgte in Neu-Ulm meine Wahl in dieses Amt.

Was wollte ich in dieser Rolle? Ich wollte dazu beitragen, dass die DGSF noch mitgliederstärker, lebendig-aktiver und gut organisiert würde, um vor allem nach außen noch wirksamer zu werden bei der Etablierung Systemischer Therapie und Beratung – am aktuellsten und dringlichsten bei ihrer wissenschaftlichen und sozialrechtlichen Anerkennung. Auf der DGSF-Jahrestagung 2008 in Essen (Schweitzer, 2009) skizzierte ich unter der Überschrift »Die DGSF als neuronales Netzwerk« eine Zeichnung jener »Umwelten«, mit denen die DGSF aktuell in Kontakt war, und jener, mit denen sie aus meiner Sicht idealerweise sechs Jahre später in Kontakt sein würde.

Erstrebenswerte künftige Kontakte sah ich u. a. in den Bundesministerien für Jugend und Familie (für die Jugendhilfe), für Gesundheit (für die Psychotherapie) und für Arbeit (für die arbeitsweltliche Beratung wie Coaching und Organisationsentwicklung), zu den großen Sozialverbänden und zu weiteren Psychotherapieverbänden (über die Gesellschaft für wissenschaftliche Gesprächspsychotherapie hinaus, zu der bereits ein guter Draht bestand). Damit eine solche Erweiterung des Netzwerkes gelingen konnte, war es notwendig, dass sich die DGSF selbst angemessen komplex gestaltete, d. h. sich durch eigene Personen und Gremien für solche Kontakte qualifizierte. Dafür brauchte sie nicht nur mehr Mitglieder, sondern auch die jeweils »richtigen«, d. h. die zudem für Anfragen adressierbar waren. Also brauchte die DGSF: mehr Mitglieder, mehr aktive Mitglieder, mehr für die Verbandsarbeit qualifizierte Mitglieder.

Das Innenleben der DGSF hatte ich als Vorsitzender anfangs wenig gesehen, ich fantasierte mich eher als einen Außenpolitiker der DGSF. Aber es kam anders. Immer stärker faszinierte mich das soziale Innenleben der DGSF. Es herrschte (nicht überall, aber vielerorts) ein warmherziges, freundschaftliches, lustiges, schwungvolles Klima. Und besonders meinen drei Vorstandskolleginnen Susanne Altmeyer, Michaela Herchenhan und Heliane Schnelle gelang es, verstärkt durch die Vorstandskollegen Rainer Schwing, Enno Hermans und mich, durch besondere atmosphärische Interventionen dieses Binnenklima weiter zu kultivieren.

Szenische Höhepunkte

Ich erinnere einige inszenatorische Höhepunkte, die die Kultur von DGSF-Treffen in eine deutlich spielerischere Richtung veränderten (Schweitzer, Rotthaus u. Hermans, 2020, S. 44–58).

Auf der Jahrestagung 2007 wollte Schatzmeisterin Susanne Altmeyer, dass wir den Finanzbericht singen sollten. Das verweigerten wir. Stattdessen sangen wir aber zu fünft das Lied »Ich wär' so gerne Millionär« der Leipziger Band »Die Prinzen«. Der Saal grölte. Die ungeschriebene, aber bis dahin spürbar geltende Spielregel, dass Mitgliederversammlungen anstrengend, langweilig und unkreativ sein müssten, war durchbrochen.

Als die Jahrestagung 2009 kein gastgebendes Institut fand, zu groß erschien damals das finanzielle Risiko, beschlossen wir als Vorstand gezwungenermaßen, diese Jahrestagung in kleinerem Umfang selbst zu organisieren. Sie fand, von Heliane Schnelle liebevoll koordiniert, unter dem metaphorischen Titel »Perlen am Fluss« in der Havel-Landschaft nahe Potsdam statt. Gutes Wetter trug zu einer entspannten Spätsommerlaune bei, kulturelle Beiträge veredelten die praktischen und theoretischen Vorträge und Workshops. Zugleich und in spannendem Kontrast dazu war »Armut« ein Schwerpunktthema. Heliane Schnelle brachte eine Klientenfamilie im Hartz-IV-Bezug mit zur Tagung und interviewte sie auf der Bühne zu ihrem Familienalltag mit wenig Geld. Und zwei Psychoanalytiker dachten über den Umgang von Psychotherapeuten mit Geld sowie über die Psychodynamik des Kaufrausches nach.

Ende 2009 erkundete erstmals eine Mitgliederbefragung die Aktivitätsbereitschaft für die DGSF. Deren Ergebnisse wurden auf der Frühjahrstagung 2010 im hessischen Vogelsberg vorgestellt; das ganze Jahr stand unter dem Motto »Aktiv in der DGSF«. Zwei externe Moderatorinnen (Frauke Ehlers und Julika Zwack) sammelten zentrale Wünsche der Mitglieder an den Vorstand und ließen diese in einem Zeremoniell dem Vorstand überreichen. Die Kernbotschaft lautete: »Wir (Mitglieder) wollen eingeladen werden – und zwar persönlich und vom Vorstand.« Damit begannen wir dann auch, 2011 wurde das Jahr mit dem für lange Zeit größten Mitgliederzuwachs.

Die Frühjahrstagung 2011 in Berlin-Prenzlauer Berg stand unter dem Motto »Wirksam in der DGSF«. Mit je einmütigen Begrüßungsansprachen aller fünf Vorstandsmitglieder übten wir mit entsprechender Mimik, Körperhaltung, Tonfall und Lautstärke, in welche Trancen wir durch diese die Mitglieder versetzen könnten. Die fünf Modi dieser Ansprachen nannten wir »depressiv-zwanghaft«, »American Style«, »beziehungsbewegt«, »erkenntnistheoretisch anspruchsvoll« und »Singen verbindet«. Direkt nach diesen fünf Intros hielt Tom Levold einen Vortrag über Verbandssoziologie. Wir luden ferner einen ver.di-Sprecher für die Kleinkindpädagogik, eine Geschäftsführerin des Zentrums Frühe Hilfen sowie die Geschäftsführerin der Bundespsychotherapeutenkammer ein, uns das politische Berlin zu erklären, in dem sich die DGSF künftig mehr bewegen wollte.

Im Frühjahr 2012 übten wir in Königswinter am Rhein »Querdenken in der DGSF«, als Gast u. a. mit Hans Geißlinger von der Storydealer AG. Denn wir wollten kein völlig konventioneller, sondern auch ein gelegentlich angemessen ungewöhnlicher Verband werden. All dies erhöhte die Attraktivität der DGSF-Mitgliedschaft, und so konnte ich meinen Abschiedsvortrag als DGSF-Vorsitzender im September 2013 in der Humboldt-Universität zu Berlin unter den Titel stellen »Die Bewegung der 5000« (Schweitzer, 2013).

Wachstum und Professionalisierung

Die Mitgliederzahl, zwischen 2000 und 2007 bereits von 1.300 auf 2.700 gestiegen, war in den sechs Jahren zwischen 2007 und 2013 auf nunmehr 5.200 Mitglieder angewachsen. Ich hatte auf drei von sechs Jahrestagungen als DGSF-Vorsitzender das 3000., 4000. und 5000. Mitglied begrüßen können. Zum Zeitpunkt meines Schreibens an diesem Buch sind es über 8.500 Mitglieder. Das hat mich besonders gefreut: Dass eine einladende und wachstumsfördernde Kultur entstanden ist, die weiterhin Menschen in die DGSF lockt.

Mit all diesen Vorbereitungen konnten wir einen nächsten Professionalisierungsschritt wagen und noch 2013 mit Kerstin Dittrich eine hauptamtliche Referentin mit Fokus Gesundheitspolitik/Psychotherapie mit der Aufgabe einstellen, eine Lobbyarbeit für die sozialrechtliche Anerkennung der Systemischen Therapie in Berlin aufzubauen. In den folgenden Jahren kamen mit Birgit Averbeck für Jugendhilfe (2017), Almut Ingelmann für Weiterbildung (2020) und Claudia Wessling für arbeitsweltliche Beratung (2021) weitere Fachreferentinnen hinzu; Kerstin Dietrich wurde als Gesundheitsreferentin durch Carla Ortmann verstärkt. Für ein breites Themenspektrum, von den Psychotherapiegesetzen über den Kinderschutz und die digitale und kompetenzorientierte Weiterbildung bis zum Verbandsprofil in Coaching, Supervision und Organisationsentwicklung, existieren nun zusätzlich zu den vielen ehrenamtlichen Kompetenzen auch hauptberufliche. Diese ermöglichen es durch geschickte kontinuierliche Vernetzungsarbeit, die DGSF sowohl in der Verbandslandschaft wie bei den zuständigen Fachministerien bekannt zu machen.

Nachdem unser Vorstand 2012 und 2013 turnusgemäß aufgehört hatte, führte der nächste Vorstand die Arbeit sehr souverän weiter. Als auch dessen Amtszeit 2019 zu Ende ging, kam ich auf die Idee, die drei bisherigen Vorsitzenden könnten ein schmales Buch über Verbandsentwicklung am Beispiel der DGSF schreiben. Wir nannten es im Obertitel in beabsichtigter Fehlschrift »*D*as Ganze *S*ystemische *F*eld« (Schweitzer, Rotthaus u. Hermans, 2020). Die vier Anfangsbuchstaben skizzierten den Anspruch, den alle bisherigen Vorstände sich gesetzt hatten: die DGSF als eine fachliche Heimat für Menschen aus all jenen, sehr unterschiedlichen und vielfältigen Berufsgruppen und Arbeitsfeldern attraktiv zu machen, die sich mit dem systemischen Denken und den damit verbundenen Haltungen und Praktiken identifizieren.

17 Wie wirksam ist Systemische Therapie – und wie kann man das beforschen? (ab 1988)

Der Zeitgeist ändert sich

Das starke Interesse, das der systemischen Paar- und Familientherapie seit den 1970er Jahren im deutschen Sprachraum von Klient:innen ebenso wie von psychosozialen Praktiker:innen entgegengebracht wurde, gründete sich auf ihrer Neuheit, ihrem Anderssein, ihrem Angemessen-ungewöhnlich-Sein gegenüber anderen Therapieansätzen. Hinzukam bei den Wissenschaftler:innen ihre transdisziplinäre Grundierung in der allgemeinen Systemtheorie. Ein Übriges tat bei den Praktiker:innen die Ästhetik vieler ihrer sprachlichen, ihrer symbolisch-handlungsorientierten und ihrer Abschlussinterventionen, die vor allem in Videoaufnahmen gelungener Therapiesitzungen demonstriert wurde. Niemand fragte damals nach statistischen Beweisen ihrer Wirksamkeit, ob mit der systemischen Paar- und Familientherapie mehr oder weniger Menschen gesund würden, ob auch keine schädlichen Nebenwirkungen aufträten. Wenn es einleuchtend und ästhetisch war, dann musste es auch nützlich sein – so lautete die weitverbreitete Einschätzung im Feld.

Dieser Zeitgeist änderte sich in den Jahren zwischen 1990 und 2000. Die Idee der Qualitätssicherung wurde aus der Ingenieurswelt in die Welt der Dienstleistungen am Menschen, in Soziale Arbeit, Beratung, Medizin und Psychotherapie übertragen. Es sollte nunmehr präzise und durch Zahlen erfassbar operationalisiert werden, woran eine erfolgreiche Psychotherapie oder Jugendhilfemaßnahme zu erkennen sei. Die in Zahlen gefassten Qualitätsindikatoren sollten Behandlungen in reliabler, objektiver und valider Weise miteinander vergleichbar machen. Insbesondere wirkungslose oder gar schädliche Psychotherapien sollten dadurch erkennbar werden. Unbefriedigende Ergebnisse galt es anschließend durch Qualitätsmanagement, also durch systematische Maßnahmen zur Ergebnisverbesserung, zu korrigieren. Im Gesundheitswesen hieß dieser Trend »Evidenz-basierte Medizin« (EBM). Nicht mehr die Meinung renommierter Chefärzte und -ärztinnen (»Eminenz-basierte Medizin«), sondern die in kontrollierten Studien nachgewiesene (»Evidenz-basierte«) Wirksamkeit sollte künftig über die Inhalte medizinischer Behandlungsleitlinien entscheiden. Den meisten deutschsprachigen systemischen Therapeut:innen der 1990er Jahre gefiel diese Trendwende überhaupt nicht.[10]

Familienforschung per Fragebogen

Die therapeutische und die forscherische Arbeit drohte regulierter, langweiliger, fliegenbeinzählerischer zu werden. Manche Kritiker:innen bemühten sich, die Quantifizierung der familientherapeutischen Forschung erkenntnistheoretisch infrage zu stellen. Zu diesen Skeptiker:innen gehörten auch Arist von Schlippe und ich.

Wir hatten beide um 1983/84 überlegt, für unsere anstehenden Dissertationen ein amerikanisches Modell der Erfassung von

10 Andere Ausdrücke desselben Zeitgeistes waren die sogenannte »Bologna-Reform« der Hochschullehre mit kontinuierlichen Prüfungen. Zu ihm gehörte eine immer abstraktere und inhaltsleere Messung wissenschaftlicher Leistungen mittels Rechenformeln wie dem Impact-Faktor oder dem Hirsch-Index. Auch die systemische Weiterbildung wurde durch immer ausdifferenziertere Zertifizierungsregeln davon bestimmt.

Familienprozessen mit dem Akronym FACES zu verwenden.[11] Ich hatte dies nach kurzem Überlegen wieder verworfen. Arist hatte es eingesetzt, war aber mit den Ergebnissen sehr unzufrieden. Für diese Frustrationen nahmen wir an FACES und dem darauf aufbauenden Fragebogen Rache in Form einer erkenntnistheoretischen Kritik (von Schlippe u. Schweitzer, 1988).

Schlippe, A. von, Schweitzer, J. (1988). Familienforschung per Fragebogen. Eine epistemologische Kritik am Circumplex-Modell und an den »Family Adaptability and Cohesion Evaluation Scales« (FACES II). System Familie, 1, 124–136.

FACES, die »Family Adaptability and Cohesion Evaluation Scales«, integrieren viele Dimensionen, mit denen Familientherapeut:innen und -forscher:innen familiäre Interaktionen zuvor beschrieben haben, in zwei Meta-Dimensionen. Adaptability bedeutet auf Deutsch Anpassungs- und Veränderungsfähigkeit. Sie bewegt sich zwischen den vier Stufen »rigide« (es geschieht gar keine Veränderung), »strukturiert«, »flexibel« und »chaotisch« (dauernd geschieht Veränderung). Cohesion bedeutet auf Deutsch Zusammenhalt/Bindung und bewegt sich von »verstrickt« (grenzenlos verbunden) über »verbunden« und »getrennt« zu »losgelöst« (keinerlei Verbindung). Postuliert wird, dass mittlere Werte (z. B. nicht zu viel, aber auch nicht zu wenig Zusammenhalt) für eine gut funktionierende Familie besser sind als Extremwerte. So weit, so einleuchtend. Das Problem: Dem Fragebogen gelang es zumindest in den 1980er Jahren nicht, Familien mit vielen Erziehungs- oder Gesundheitsproblemen von Familien mit wenigen solcher Probleme zu unterscheiden. Daraus speiste sich unsere Frustration, allein aus Gründen der Testkonstruktion nicht nachweisen zu können, was wir nachweisen wollten. Wir holten zu

11 FACES steht als Akronym für Family Adaptability and Cohesion Evaluation Scales.

einer breiten Kritik aus und postulierten, dass eine testtheoretisch orientierte Fragebogendiagnostik und eine systemische Erkenntnistheorie inkompatibel seien, dass die Kriterien Reliabilität und Objektivität für Familienforschung nicht oder nur begrenzt taugen (in der Form einer Beobachterübereinstimmung »Interrater-Reliabilität« genannt) und dass es für das Gelingen familiärer Interaktion weniger auf die sogenannten Regeln erster Ordnung ankäme (wie Fragebögen sie erkunden können) und mehr auf die sogenannten Regeln zweiter Ordnung (nach welchen Regeln verändern wir die Regeln, nach denen wir leben), die man besser durch direkte Beobachtung der Familieninteraktionen und deren Einstufung auf Ratingskalen erfassen könnte. Am Ende zogen wir das Fazit: Wir halten »die therapieorientierte Einzelfallforschung für die [...] angemessenste Form, über die die Familienforschung ihrem Gegenstand gerecht werden kann.«

Der renommierte verhaltenstherapeutische Familienforscher Kurt Hahlweg kritisierte diesen Artikel im selben Heft in einem Kommentar mit dem Titel »Das Kind nicht mit dem Bade ausschütten«. Wir antworteten, etwas trotzig, mit einer weiteren Replik: »Das Kind braucht eine neue Wanne!«

Der Zug der Zeit in Richtung Evidenzbasierung und empirische Wirksamkeitsforschung war indes nicht aufzuhalten. 1999 trat ein Psychotherapiegesetz in Kraft, das den Zugang zur kassenfinanzierten Psychotherapie regelte. Jene Therapieverfahren, deren Leistungen bis dahin bereits von den Krankenkassen übernommen worden waren, wurden auch ohne speziellen Nachweis als evidenzbasiert anerkannt und von den Krankenkassen weiter finanziert. Alle anderen mussten ab da ihre Wirksamkeit beweisen. Das war für die Systemische Therapie aus vielen Gründen schwierig. An den forschungsintensiven Universitäten waren nur die bisherigen Verfahren vertreten – die Kognitive Verhaltenstherapie meist im Fach Klinische Psychologie, die Psychoanalyse und die Tiefenpsychologie meist im Fach Psychosomatische Medizin und

Psychotherapie. Wer sollte in dieser Situation systemische oder humanistische Therapien beforschen wollen und können? Zugleich wurde mit den randomisiert-kontrollierten Studien eine Forschungspraxis zum Goldstandard erhoben, die eigentlich nur zur Forschungstradition und zum Selbstverständnis der Kognitiven Verhaltenstherapie passte und die zudem so personal- und kostenaufwendig ist, dass sie nur an Universitäten und großen Forschungseinrichtungen geleistet werden kann.

Dennoch gelang es in einem enormen Kraftakt, mit internationaler Vernetzung und nationalen Kooperationen, ab 2003 genügend Belege für die Wirksamkeit Systemischer Therapie bei unterschiedlichen Diagnosegruppen zusammenzustellen. Diese wurden 2006 beim Wissenschaftlichen Beirat Psychotherapie mit einem Antrag auf wissenschaftliche Anerkennung eingereicht und von diesem nach sehr kontroversen Diskussionen zwei Jahre später anerkannt. Eine der vielen Publikationen aus jener Zeit, verfasst von unserer kleinen Autorengruppe aus Kirsten von Sydow, Rüdiger Retzlaff, Stefan Beher und mir, zu der später noch Markus Haun hinzustieß, stellt beispielhaft den Erkenntnisstand in diesem Jahr 2008 dar.

Sydow, K. von, Beher, S., Retzlaff, R., Schweitzer, J. (2008). Wie wirksam ist Systemische Psychotherapie/Familientherapie? Forum Psychotherapeutische Praxis, 8 (1), 20–27.

Zur Erwachsenenpsychotherapie konnten wir damals 33 kontrollierte, randomisierte (oder parallelisierte) Wirksamkeitsstudien identifizieren. Davon belegten 27, dass Systemische Therapie/Familientherapie wirksamer als Kontrollgruppen ohne Intervention oder medizinische Standardbehandlung oder aber ebenso wirksam oder stärker wirksam ist als etablierte Behandlungsverfahren (z. B. Kognitive Verhaltenstherapie, Psychodynamische Psychotherapie, Antidepressiva) bei Depressionen, Essstörungen, psychischen und sozialen Faktoren bei körperlichen Krankheiten, Substanzstörungen und schizophrenen Störungen.

Zur Kinder- und Jugendlichenpsychotherapie identifizierten wir 50 rct-Studien, von denen 44 belegen, dass Systemische Therapie/Familientherapie wirksam ist bei Depressionen und Suizidalität, Essstörungen, Störungen des Sozialverhaltens, psychischen und sozialen Faktoren bei somatischen Krankheiten, hyperkinetischen Störungen und Substanzstörungen.

Bei vier Störungsbereichen galt damals ST/FT als optimale Behandlungsform: dissoziale Störungen und Delinquenz, Substanzstörungen, Essstörungen, besonders Anorexia Nervosa und psychische Faktoren bei Asthma.

Der besondere Nutzen der Systemischen Therapie/Familientherapie lag und liegt darin,

- dass sie besonders bei schweren Störungen wirksam ist;
- dass sie nicht nur dem Indexpatienten, sondern auch Angehörigen nutzt;
- dass Kinder und Jugendliche besser in Therapien »gehalten« werden können (dass sie besser dabeibleiben);
- dass die Sitzungszahl im Vergleich zu anderen Therapieverfahren niedriger ist;
- dass sie auch soziale und ethnische Randgruppen erreicht;
- dass es Hinweise auf hohe Kosteneffektivität gibt.

Inzwischen liegen weit umfangreichere Übersichtsarbeiten vor, mit mehr Publikationen zu einer größeren Breite von psychischen Störungen, vermehrt auch von anderen Forschungsgruppen, u. a. vom Institut für Qualität und Wirksamkeit im Gesundheitswesen (IQWIG, 2017).

Der aktuell jüngste Stand der Wirksamkeitsstudien ist von Kirsten von Sydow und Rüdiger Retzlaff beschrieben (2021).

Die Wirksamkeit von Systemaufstellungen

Nachdem wir in den Jahren zwischen 2003 und 2008 gelernt hatten, Übersichtsarbeiten über die Ergebnisse randomisiert kontrollierter Wirksamkeitsstudien zu erstellen, wuchsen langsam der Mut und die Kompetenz, solche Originalstudien selbst zu initiieren. Die erste Gelegenheit dazu ergab sich durch einen erstaunlichen Zufall. Der Untersuchungsgegenstand bestand in einer Intervention, bei der es umstritten ist, ob sie der Systemischen Therapie zuzuordnen sei. Unterstützt von Jan Weinhold, Henrik Jungaberle, Fletcher Dubois und Rolf Verres war ich Mitglied des DFG-Sonderforschungsbereiches »Ritualdynamik« geworden, eines eigentlich sehr geisteswissenschaftlichen Forschungsverbundes. Wir hatten dank eines recht abstrakten und wenig konkreten Forschungsantrages die große Freiheit gewonnen, zwei ganz unterschiedliche empirische Studien über Systemaufstellungen aufzusetzen: entweder eine kulturwissenschaftliche Studie mit der Methode teilnehmender Beobachtung oder aber eine empirische, klinisch-psychologische, fragebogenbasierte Wirksamkeitsstudie zur Frage, ob es Teilnehmer:innen an Systemaufstellungsseminaren hinterher besser oder schlechter geht als Menschen, die an einer solchen noch nicht teilgenommen haben. Welche der beiden Studien wir nun tatsächlich realisieren wollten, konnten wir lange nur schwer entscheiden. Am Ende half uns eine Systemaufstellung, in der sich Kolleg:innen eines Nachbarprojektes als Protagonist:innen aufstellen ließen. Meine Mitarbeiter:innen Jan Weinhold, Christina Hunger-Schoppe und Annette Bornhäuser waren danach vom klinisch-psychologischen Ansatz überzeugt. Ich war es nicht, ich traute es uns nicht zu. Aber mir war klar, dass sie den größten Teil der Arbeit würden machen müssen, und so verbündete ich mich mit ihrem Enthusiasmus und stimmte zu – was sich bewährte, denn am Ende wurde das Projekt ein Erfolg.

Weinhold, J., Hunger, C., Bornhäuser, A., Schweitzer, J. (2013). Wirksamkeit von Systemaufstellungen. Explorative Ergebnisse der Heidelberger RCT-Studie. Familiendynamik – Interdisziplinäre Zeitschrift für Praxis und Forschung, 38 (1), 42–51.

Durch Zufallsgenerator wurden 208 erwachsene Studienteilnehmer:innen entweder einer Interventionsgruppe oder einer Wartekontrollgruppe zugewiesen. Am Ende durften alle an einem dreitägigen Systemaufstellungsseminar teilnehmen – die Interventionsgruppe gleich zu Beginn, die Wartekontrollgruppe erst, nachdem die Wirksamkeit der Seminare bei der Interventionsgruppe in einem dreimonatigen Katamnesezeitraum überprüft worden war. Die Größe der Unterschiede zwischen beiden Gruppen in jenem Moment, nach dem die Interventionsgruppe ihre Katamnese-Fragebögen abgegeben hat und kurz bevor die Wartekontrollgruppe mit ihren Seminaren beginnt – sie sind der Indikator, an dem die Wirksamkeit der Methode gewertet werden kann.

Ein besonderer Pfiff der Studie waren die Persönlichkeiten der beiden Seminarleiter:innen. Gunthard Weber hatte diese Arbeit zwar nicht erfunden, aber die Therapiemethode des Erfinders Bert Hellinger mit seinem Buch »Zweierlei Glück – die Systemische Psychotherapie Bert Hellingers« breit bekannt gemacht (Weber, 1993). Er war sowohl mit Hellingers – sehr umstrittener – Denkweise als auch mit der systemisch-konstruktivistischen Therapie bestens vertraut. Diana Drexler ist seine Schülerin, die auch das von Gunthard Weber begründete Wieslocher Institut für Systemische Lösungen weiterführt, sie übernahm die Leitung der zweiten Gruppe von Seminaren. Auch sie war mit der systemisch-konstruktivistischen Denkweise bestens vertraut und versuchte beide zu integrieren. Insofern hatten wir besonders unumstrittene Seminarleitungen, sowohl was deren ideologische Ausrichtung als auch was die Qualität ihrer Systemaufstellungsarbeit betraf.

Das therapeutische Ergebnis wurde – das kann man kritisieren, war aber bei 208 Teilnehmern schwer anders zu machen – mit drei Fragebögen aus der Therapieforschung erhoben: dem »Outcome Questionnaire« (OQ-45.2) von Lambert und Kolleg:innen (Lambert, Burlingame, Umphress, Hansen, Vermeersch, Clouse u. Yanchar, 1996), dem »Fragebogen zur Erhebung von Psychotherapieverläufen« (FEP-2) von Lutz und Böhnke (2008) und dem »Inkongruenzfragebogen« (Grosse Holtforth, Grawe u. Tamcan, 2004). Die Fragebogenerhebung lief zu drei Zeitpunkten: 1) vor Beginn der Interventionsgruppe, 2) am Ende der Interventionsgruppe und 3) vier Monate nach Ende der Interventionsgruppe, der zugleich der Beginn der Wartekontrollgruppe darstellte.

Als Ergebnis zeigten sich in allen drei Fragebögen positive, allerdings kleine bis mittlere, keine besonders großen Veränderungen in der Interventionsgruppe schon am Ende des Seminars und auch noch vier Monate danach. Die Methode wirkt also, sie verringert verschiedene Aspekte psychischer Belastung und den Absolvent:innen der Interventionsgruppe geht es in dem Moment, wo die Wartekontrollgruppe unmittelbar vor ihrem Seminar steht, besser als denen, die es noch nicht absolviert haben. Die Methode wirkt also auch besser, als wenn man (noch) nicht teilgenommen hätte. Das positive Ergebnis liegt nicht am Verlauf der Zeit, sondern an der Wirksamkeit der Methode (jedenfalls in der Logik empirischer Psychotherapieforschung).

Ein Vergleich Systemischer Therapie und Kognitiver Verhaltenstherapie bei sozialen Angststörungen

Es blieb nicht unsere letzte RCT-Studie. Von 2013 bis 2016 führten wir eine weitere durch, die Kognitive Verhaltenstherapie und Systemische Therapie hinsichtlich ihrer Wirksamkeit für sozial ängstliche Psychotherapiepatient:innen miteinander verglich (Hunger et al., 2019). Das Manual dieser Studie ist in Kapitel 10 beschrieben. Im Folgenden geht es um die empirischen Ergebnisse der Studie.

Hunger, C., Hilzinger, R., Klewinghaus, L., Sander, A., Mander, J., Bents, H., Ditzen, B., Schweitzer, J. (2020). Comparing Cognitive Behavioral Therapy and Systemic Therapy for Social Anxiety Disorder: Randomized Controlled Pilot Trial (SOPHO-CBT/ST). Family Process, 59 (4), 1389–1406.

Durch Zufall wurden 38 Menschen mit diagnostizierter sozialer Angst in zwei Behandlungsgruppen eingeteilt. 20 wurden mit Kognitiver Verhaltenstherapie nach dem Manual von Stangier, Clark und Ehlers (2006) behandelt (die sogenannte »KVT-Gruppe«), 18 mit Systemischer Therapie nach einem von uns selbst geschriebenen Manual. Das Durchschnittsalter der Patient:innen war Mitte dreißig, etwa hälftig Männer und Frauen, zwei Drittel waren verheiratet, zwei Drittel hatten Abitur, fast alle waren berufstätig, insgesamt also sozial relativ gut integriert und durch ihre Störung psychosozial nicht völlig aus der Bahn geworfen.

Beide Therapiegruppen endeten nach maximal 26 Therapiestunden. Die Kognitive Verhaltenstherapie war eine rein einzeltherapeutische. Die Systemische Therapie war ebenfalls vorwiegend einzeltherapeutisch, zu ihr gehörten aber 2–3 Mehrpersonensitzungen mit Familie, Partner:in oder bester Freundin bzw. bestem Freund sowie eine dreistündige Gruppensitzung mit sieben Projektpatient:innen und deren Therapeut:innen. Die Datenerhebung erfolgte vor, unmittelbar am Ende sowie sechs Monate nach Ende der Therapien. Alle Messinstrumente waren Fragebögen zur Symptomatik oder zur sozialen Integration/Beziehungsqualität, es waren vorwiegend Selbst- und in kleinem Umfang Fremdeinschätzungen.

In beiden Therapiegruppen geschah eine signifikante Verminderung fast aller ängstlichen und depressiven Symptomatiken sowie der übrigen psychischen und körperlichen Beschwerden mit großen bis mittleren Effektstärken. Einzige Ausnahme waren die sonstigen und psychischen Beschwerden in der KVT-Gruppe, die sich nur tendenziell aber nicht statistisch signifikant verringerten. Interpersonale und systembezogene Funktionsniveaus verbesserten sich in beiden Gruppen. Bei Behandlungsende zeigte sich die Systemische Therapie der Kognitiven Verhaltenstherapie mit großen Effektstärken überlegen in der Reduktion der sozial ängstlichen, depressiven sowie der sonstigen psychischen und körperlichen Beschwerden. Beim interpersonalen und systembezogenen Funktionsniveau waren beide Behandlungen gleich wirksam. In der Systemischen Therapie zeigte sich ca. ein Drittel der Patient:innen am Therapieende symptomfrei (»remittiert«), etwas mehr als die Hälfte klinisch gebessert, ca. ein Zehntel unverändert und kein:e Patient:in verschlechtert. In der KVT-Gruppe zeigte sich ein Sechstel der Patienten symptomfrei, mehr als die Hälfte bedeutsam gebessert, ein Viertel unverändert und ein Patient verschlechtert.

Vereinfacht zusammengefasst: Beide Therapien waren wirksam, die Systemische noch wirksamer als die Kognitive Verhaltenstherapie. Das kann neben Wirksamkeitsunterschieden im Verfahren selbst auch daran liegen, dass die acht systemischen Projekt-Therapeut:innen (jede behandelte je zwei Patient:innen, genauso wie in der KVT-Gruppe) mit diesem Projekt und mit ihrem Verfahren zwar schlechter bezahlt, aber stärker identifiziert waren als die in der KVT-Gruppe.

Es brauchte mehr als zwei Jahre nach erster Einreichung der Publikation, bis die Ergebnisse endlich veröffentlicht waren. Kognitive Verhaltenstherapie galt, gerade bei sozialer Angst, als konkurrenzloses Verfahren der ersten Wahl; zur Systemischen Therapie bei sozialer Angst lagen zuvor nur drei Studien vor. Was also nicht sein konnte (dass ein anderer Ansatz als die Kognitive Verhaltenstherapie bei der Behandlung sozialer Ängste noch erfolgreicher ist), das durfte auch nicht sein – das wurde von mehreren Gutachter:innen führender Fachzeitschriften auch explizit so benannt und die Studienergebnisse angezweifelt.

Systemveränderungen messbar machen

Wo wir nun schon so viel empirische Wirksamkeitsforschung betrieben, wuchs der Reiz, dafür auch eigene Messinstrumente zu entwickeln, die zum systemischen Denken besser passen als reine Individual-Fragebögen oder auch als frühere Familien-Fragebögen wie z. B. der FACES (vgl. von Schlippe u. Schweitzer, 1988). Solche Messinstrumente sollten aus der Theorie der Systemischen Therapie erwachsen und mit ihr kompatibel sein. Sie sollten zudem mit denselben Items für unterschiedliche Therapiesettings nutzbar sein, von der Einzel-, über die Paar- und Familientherapie bis zur Gruppentherapie. Sie sollten zwecks breiter Anwendbarkeit kurz sein, mit maximal 10–15 Fragebogenitems, sie sollten veränderungssensibel sein, d. h. Veränderungen über die Zeit auch tatsächlich aufdecken. Und idealerweise könnten sie auch für Beratungskontexte jenseits der Psychotherapie nutzbar sein.

Es waren besondere Umstände, die es uns ermöglichten, zwei Messinstrumente zu entwickeln. EXIS und EVOS nannten wir sie und sie hatten sehr unterschiedliche Entstehungsgeschichten (Schweitzer, Aguilar-Raab u. Hunger, 2014).

EXIS – Experience in Social Systems Questionnaire

Der eine Umstand, der uns für die Erarbeitung geeigneter Messinstrumente in die Hände spielte, war die bereits erwähnte Wirksamkeitsstudie zu Systemaufstellungen (Weinhold, Bornhäuser, Hunger u. Schweitzer, 2013). Hier nahmen Einzelpersonen an einer Gruppentherapie teil, es galt also das individuelle Erleben von Menschen in ihren sozialen Systemen (»ich innerhalb meines Systems«) und dessen Veränderungen zu erfassen.

Schweitzer, J., Aguilar-Raab, C., Hunger, C. (2014). Systemveränderungen messbar machen: EVOS und EXIS als neuartige »Systemfragebögen«. Kontext – Zeitschrift für systemische Therapie und Familientherapie, 45 (4), 416–429.

Für die Entwicklung des Messinstruments EXIS im Zuge der Wirksamkeitsstudie zu Systemaufstellungen interviewten wir Gunthard Weber und Diana Drexler ausführlich zu der Frage, welche Aspekte des Systemerlebens ihrer Teilnehmer:innen ihre Methode zum Positiven verändern könnte. Die Begriffe, die sie nannten, formulierten wir so lange hin und her, bis sie für beide und auch für uns Forscher:innen passend schienen.

Am Ende landeten wir bei vier Dimensionen, die später auch statistisch-faktorenanalytisch bestätigt werden konnten (in Klammern die einzelnen Formulierungen, mit denen diese Dimensionen erfasst werden):

1. Zugehörigkeit (»dass ich mich zugehörig fühlte«, »dass ich mich beachtet fühlte«, »dass ich mich erwünscht fühlte«);
2. Autonomie (»dass ich zu meinen Bedürfnissen stehen konnte«; »dass ich entscheiden konnte, wie sehr ich mich einbrachte«, »dass ich mich von den anderen angemessen abgrenzen konnte«);
3. Einklang (»dass ich mich zufrieden fühlte«, »dass ich mich mit dem, wie es ist, im Einklang fühlte«; »dass ich mit den anderen im Reinen war«);
4. Zuversicht (»dass ich optimistisch war, künftig genug Kraft für anstehende Herausforderungen zu haben«; »die Hoffnung, dass es künftig gut weitergehen wird«; »die Zuversicht, auch mit dem, was ich nicht verändern kann, gut klarzukommen«).

EXIS wurde im Systemaufstellungsprojekt tatsächlich mitgenutzt und zeigte – nicht überraschend – stärkere Veränderungen als die anderen etablierten, von anderen Forschungsgruppen übernommenen Fragebögen. Da er aber zu diesem Zeitpunkt noch nicht vollständig normiert war, konnte dies gemäß den Konventionen der Psychotherapieforschung noch nicht als Beleg für die Wirksamkeit der Aufstellungsarbeit gelten.

EVOS – Evaluation of Social Systems Scale

Ganz anders, nämlich weniger gelegenheitsgetrieben (nicht in einem Evaluationsprojekt entstanden), planvoller, mit breiterem Anspruch und zwei Jahren reiner Erarbeitungszeit gingen wir an die Konstruktion des EVOS.

Schweitzer, J., Aguilar-Raab, C., Hunger, C. (2014). Systemveränderungen messbar machen: EVOS und EXIS als neuartige »Systemfragebögen«. Kontext – Zeitschrift für systemische Therapie und Familientherapie, 45 (4), 416–429.

Corina Aguilar-Raab hatte sich schon zuvor in unserem Institut einen Namen als Testkonstrukteurin gemacht und wir konnten für die Erarbeitung des EVOS von der Stuttgarter Heidehof Stiftung Drittmittel akquirieren, die ihre entsprechende Stelle finanzierten.

EVOS sollte mit wenigen normativen Vorstellungen auskommen, wie ein funktionales System aussieht. Daher sollte er nicht erfassen, wie ein soziales System tatsächlich ist, sondern wie seine Mitglieder das bewerten (Evaluation), was da ist. Der EVOS-Fragebogen soll möglichst von allen erreichbaren Mitgliedern des sozialen Systems, in dem eine Veränderung angestrebt wird, ausgefüllt werden. Zwecks hoher Veränderungssensitivität sollte er genau jene Veränderungen erfassen, die bei systemischen Interventionen typischerweise angestrebt und erreicht werden. Und er soll in den unterschiedlichsten Arten von sozialen Systemen einsetzbar sein – in so intimen wie Paarbeziehungen ebenso wie in so formellen Systemen wie politischen oder Verwaltungsgremien. Insofern hat EVOS einen weit breiteren Anspruch als EXIS.

Wir landeten mit EVOS am Ende bei zwei Subskalen. Die erste nannten wir »Beziehungsqualität«, die emotionalen Aspekte von Systemqualität. Zugehörige Items lauten:

»Wie wir miteinander reden, finde ich ...«;
»Unseren Zusammenhalt finde ich ...«;
»Was wir füreinander tun, finde ich ...«;
»Die Stimmung unter uns finde ich ...«.

Die andere nannten wir »Kollektive Wirksamkeit«, die kognitiven Aspekte von Systemqualität. Zugehörige Items lauten:
»Wie wir verabreden, was getan werden soll, finde ich ...«;
»Wie wir erkennen, was uns beim Erreichen unserer Ziele hilft, finde ich ...«;
»Wie wir Entscheidungen treffen, finde ich ...«;
»Wie wir neue Lösungswege finden, finde ich ...«;
»Wie wir uns auf Veränderungen einstellen, finde ich ...«

Die Fragebögen EXIS und EVOS sind nach intensiver teststatistischer Überprüfung seit 2014 jetzt breit einsetzbar. EVOS kann auch mit Jugendlichen ab 12 Jahren genutzt werden. Von EXIS gibt es auch teststatistisch geprüfte Fassungen in englischer und spanischer Sprache.

18 Von der Evidenz zur Kassenfinanzierung: Wie Systemische Therapie Kassenleistung wurde (ab 1998)

Die Vorgeschichte

Schon um 1976 war ein Psychotherapeutengesetz in der Diskussion gewesen, das die unklare Rechtssituation von Psychotherapie durch Psycholog:innen auf eine klare Basis stellen sollte. Damals war nur Psychotherapie durch Ärzte und Ärztinnen gesetzlich geregelt; für nicht-ärztliche Psychotherapie gab es ein Erstattungsverfahren, das aber erst nach vorheriger Zustimmung eines Arztes/einer Ärztin stattfinden konnte und das juristisch als wackelig galt. Ich erinnere mich noch, dass Hans-Ulrich Wittchen, später ein berühmter und noch später ein umstrittener Epidemiologe, nach Gießen kam und dort mit uns Psychologiestudierenden Interviews über studentische Erwartungen an ein Psychotherapeutengesetz führte. Dieser politische Anlauf versackte jedoch und wurde erst Mitte der 1990er Jahre neu aufgerollt und mit dem Psychotherapeutengesetz von 1998 erfolgreich zu Ende gebracht. Dieses neue Gesetz versah die seinerzeit bereits abrechnungsfähigen Psychotherapieverfahren Psychoanalyse, Psychodynamische Psychotherapie und Kognitive Verhaltenstherapie mit einem Gütesiegel, ohne dass dessen Voraussetzungen geprüft wurden – frei nach dem Motto: was schon praktiziert wird, das muss gut sein. Alle anderen Verfahren – also auch die Systemische Therapie, daneben vor allem die humanistischen Verfahren – würden sich ab nun einer Prüfung ihrer Evidenzgrundlage durch einen ebenfalls 1998 neugegründeten Wissenschaftlichen Beirat Psychotherapie (WBP) unterziehen müssen.[12] Dieser Beirat wiederum würde in großem Umfang mit Vertreter:innen der bereits zugelassenen Verfahren besetzt sein, die ein absehbar geringes Interesse an der Zulassung weiterer Therapieverfahren haben würden.

Die Vorstände der damals drei systemischen Verbände DAF, DFS und SG hatten dies vorausgesehen und bereits ein Gutachten hierzu bei dem damals in Bamberg und Aachen tätigen renommierten Psychotherapieforscher Günter Schiepek in Auftrag gegeben (Schiepek, 1999). Dieses legten sie dem neugegründeten Wissenschaftlichen Beirat Psychotherapie bereits in dessen erster Sitzung als Antrag vor. Nun geschah Seltsames: Mit einem knapp dreiseitigen Gutachten voller ungeprüfter Behauptungen wurde dieser Antrag abgelehnt. Damit war die Systemische Therapie erst einmal auf unabsehbar lange Zeit draußen, d.h. außerhalb der von Krankenkassen finanzierten ambulanten Psychotherapien. Dies löste in den nächsten Jahren eine Art von kollektiver Depression aus, freilich nicht ohne unerwartete positive Nebenwirkungen.

Im Jahr 2000 hielt ich auf der Gründungstagung der DGSF in Berlin den Vortrag »Warum die Ablehnung der Systemischen Therapie ein Glücksfall war« (Schweitzer, 2000b). Ich vertrat darin die Auffassung, dass das deutsche System der Finanzierung ambulanter Psychotherapie 1998 noch nicht reif gewesen sei für die Integration der Systemischen Therapie. Es war damals auf Einzelpsychotherapie und etwas Gruppenpsychotherapie beschränkt. Zu deren Zeitkonzept gehörte es, Therapiesitzungen weitgehend unabhängig von Diagnose und Behandlungsverlauf im Wochenrhythmus anzubieten, also

12 Die Prüfung der Humanistischen Psychotherapie durch den Wissenschaftlichen Beirat Psychotherapie geschah erst in den Jahren zwischen 2013 bis 2018, als ich selbst Mitglied dieses Beirates geworden war. Der Antrag wurde von einer breiten Mehrheit der Mitglieder abgelehnt. Ich habe dieses Verfahren und sein Ergebnis in zahlreichen Punkten als unfair erlebt und dies in einem Minderheitsvotum auch öffentlich bekundet, konnte aber am Ergebnis nichts ändern.

für relativ wenige Patient:innen eine relativ große Zahl von Sitzungen zu veranschlagen. Alle Therapiesitzungen wurden zum selben Stundensatz vergütet, unabhängig davon wie anspruchsvoll, riskant und belastend für die behandelnde Person die Therapien verliefen. Im Ergebnis bevorzugte das System damals relativ »pflegeleichte« Patient:innen, die Verabredungen verlässlich einhielten. Die Annahme besonders »schwieriger«, zuweilen undankbarer Patient:innen, solcher mit psychotischen oder Borderline-Störungen oder hoher Suizidgefährdung, wurde durch das Finanzierungssystem tendenziell entmutigt. Auch für die Behandlung von Patient:innen mit chronischen körperlichen und psychotischen Störungen fehlte für die Behandler:innen finanziell jeder Anreiz. Diejenige Systemische Therapie, die sich in dieses System einfüge, wäre ihrer prägnantesten Qualitäten beraubt worden. Die Befürchtung war, dass nach der ersten Ablehnung durch den Wissenschaftlichen Beirat Psychotherapie, sich viele systemische Therapeut:innen in Richtung Jugendhilfe/Soziale Arbeit einerseits oder Organisations- und Unternehmensberatung andererseits umorientieren würden – beides Richtungen, die finanziell und administrativ anders geregelt sind.

Nun kann man darüber streiten, ob diese Lage im Jahr 2018, als die Systemische Therapie in die Finanzierungsrichtlinien ambulanter Psychotherapie aufgenommen wurde, sehr viel anders war – dazu im Folgenden mehr.

Ein neuer Anlauf

Es brauchte bis zum Jahr 2004, bis sich ein Weg aus der kollektiven Depression auftat. Inzwischen waren die Spielregeln einer Anerkennung durch den Wissenschaftlichen Beirat Psychotherapie klarer definiert worden. Es mussten zu mindestens fünf Gruppen psychischer Störungen (gemäß der International Classification of Diseases – ICD) mindestens je drei Studien vorgelegt werden, die in einem Kontrollgruppendesign nachwiesen, dass Systemische Therapie einem anderen bereits anerkannten Psychotherapieverfahren gleichwertig oder einem »Treatment as usual« (einer unspezifischen sonstigen Behandlung) überlegen war. Und nun trafen auf der von mir organisierten zweiten Systemischen Forschungstagung 2004 in Heidelberg die Hamburger Forscherin Kirsten von Sydow und eine Heidelberg-Mainzer Forschergruppe aus Rüdiger Retzlaff, Stefan Beher und mir zusammen. Wir hatten bislang unabhängig voneinander daran gearbeitet, solche Nachweise zusammenzustellen. Mit tatkräftiger Unterstützung der beiden Verbandsvorsitzenden Wilhelm Rotthaus (DGSF) und Arist von Schlippe (SG) schlossen wir uns zu einer gemeinsamen Expertisegruppe zusammen, die in den nächsten beiden Jahren mit hoher Intensität zusammenarbeitete. Ihr gelang es zum einen, die erforderlichen Nachweise zusammenzustellen. Zum anderen glückte es ihr (mehr oder weniger gut), ein Störungs- und Behandlungskonzept der Systemischen Therapie zu formulieren. Dieses musste einerseits den positivistischen, stark an der Verhaltenstherapie orientierten Kriterien des WBP und zugleich dem von Konstruktivismus und Konstruktionismus geprägten Selbstverständnis der praktisch tätigen systemischen Therapeut:innen entsprechen. Das war nicht leicht. Wir hatten viele kontroverse Debatten, auch untereinander. Meine Rolle in dieser Arbeitsgruppe war es, neben der Kontaktpflege mit den beiden Verbänden, viele Kompromissformulierungen zwischen den oft konträren Positionen vorzuschlagen. Irgendwie gelang das. Das Buch »Die Wirksamkeit der systemischen Therapie/Familientherapie« ist das Ergebnis dieser zwei Jahre harter Arbeit (von Sydow, Retzlaff, Beher u. Schweitzer, 2007). Der WBP entschloss sich nach zwei Jahren ebenfalls sehr kontroverser Beratungen Ende November 2008, die Wirksamkeit und das Krankheits- und Störungskonzept der Systemischen Therapie anzuerkennen.

Warten, warten, warten …

Nun hätte alles flott weitergehen können. Der nächste logische Schritt wäre ein entsprechender Antrag beim höchsten Gremium der Selbstverwaltung im deutschen Gesundheitswesen, dem Gemeinsamen Bundesausschuss (G-BA), gewesen, Systemische Therapie auch ambulant als ein von den Krankenkassen zu finanzierendes Verfahren anzuerkennen. Dies dauerte jedoch weitere zehn Jahre – sechs Jahre des Wartens, bis überhaupt irgendetwas weiterging, und dann vier Jahre erneuter wissenschaftlicher Recherchen und gesundheitspolitischer Auseinandersetzungen. An den sechs Jahren des Wartens (2009–2014) war ich sehr aktiv beteiligt, als Vorsitzender der DGSF und zugleich als Wissenschaftler, an den vier Jahren des eigentlichen GBA-Prozesses (2014–2018) nur noch als Zuschauer und gelegentlicher Hintergrundberater.

Aufreibend, aber auch lehrreich waren die Jahre des Wartens. Was geschah in dieser Zeit? Ich lernte, wie Interessengruppen etwas lange hinauszuzögern vermögen, was sie in Gänze nicht mehr verhindern können. Nach der wissenschaftlichen Anerkennung war es sehr unwahrscheinlich, dass der G-BA die vorgelegten Wirksamkeitsstudien infrage stellen würde. Und da Systemische Therapie zurecht als eine effiziente Therapieform gilt, mit eher niedriger Sitzungsanzahl als insbesondere die psychodynamische Therapie, und zudem Wirksamkeitsnachweise für schwer behandelbare Störungen wie Schizophrenie oder Suchterkrankungen vorlagen, war auch die Anerkennung eines Zusatznutzens für die Patient:innenversorgung zu erwarten. So konnten Gegner:innen diese Anerkennung eigentlich nur verzögern, indem der entsprechende Prüfantrag nicht gestellt wurde. Ein Prüfantrag kann von den Krankenkassen, von der Kassenärztlichen Vereinigung (KVN) oder von den unparteiischen Vorsitzenden des G-BA gestellt werden. Die Krankenkassen würden, so wurde uns gesagt, sich ganz prinzipiell jeder neu zu finanzierenden Psychotherapieform entgegenstellen, weil dadurch neue, von ihnen zu bezahlende Angebote entstehen würden. In der Kassenärztlichen Vereinigung (KVN) saßen Funktionäre der bisher schon finanzierten Verfahren (Psychoanalyse, Tiefenpsychologisch fundierte Psychotherapie, Kognitive Verhaltenstherapie), die um zusätzliche Konkurrenz bezüglich der begrenzten Kassensitze fürchteten, wenn die Systemische Therapie als neues von den Krankenkassen finanziertes Verfahren hinzukäme. Im G-BA würden sich die unparteiischen Vorsitzenden nicht trauen, ohne Unterstützung einer der beiden großen Parteien – also der Krankenkassen oder der KVN –, einen Prüfantrag zu stellen. Auf unsere häufigen Nachfragen äußerte jede der Seiten, sie würde einen Antrag stellen, wenn die andere Seite dies auch täte, vorher aber nicht. Über Jahre kam ein solcher erster Impuls nicht zustande – ohne dass man von außen verstand, warum eigentlich nicht.

Die Wende: Lobby-Coaching und Lobby-Praxis

Ich war in diesen Jahren des Wartens Vorsitzender des größeren der beiden systemischen Verbände, der DGSF. Nachdem unsere beständigen Nachfragen beim G-BA über drei Jahre hinweg zu nichts geführt hatten, beschloss unser Vorstandsteam gemeinsam mit dem der Systemischen Gesellschaft (SG), sich von Insidern in die Geheimnisse der Berliner Lobbyisten-Welt einführen zu lassen. Wir konferierten an einem Tag im Jahr 2012 etwa fünf Stunden in einer noblen Berliner Location mit zwei Gesundheitsfunktionären in vorübergehendem Ruhestand. Diese ließen sich knapp zwei Stunden unsere Anliegen vortragen, fragten sehr genau nach und erzählten uns anschließend gut zwei Stunden lang, wie wir vorgehen sollten. Nach ihrer Meinung war klar, dass weder die Kassen noch die Kassenärztliche Vereinigung den Prüfantrag je stellen würden. Möglicherweise zu erwarten sei dies nur von den unparteiischen Vorsitzenden des G-BA. Diese wurden uns mit ihrem biografischen Hintergrund, ihren politischen Haltungen und ihren Interessen sorgfältig vorgestellt. Dann ging es darum, wie wir mit ihnen angemessen Kontakt aufnehmen könnten, und wie wir gleichzeitig durch Medienarbeit ein positives Umfeld in der Presse erzeugen könnten. Dazu müssten wir uns an zwei Online Journals halten, bei diesen an je einen Journalisten für Gesundheitspolitik, »von dem alle anderen abschreiben«. Nachdem das beste Vorgehen geschildert war, ging es um die dafür notwendigen Ressourcen. Wir, die systemischen Verbände DGSF und SG, würden u. a. eine Vollzeitstelle oder zwei Teilzeitstellen mit Dienstort Berlin besetzen müssen, die mit tunlichst allen relevanten G-BA-Akteur:innen möglichst häufig in Kontakt sein und mit diesen ein Vertrauensverhältnis entwickeln sollten.

Nun hatten wir unsere Hausaufgaben bekommen. Es gelang recht schnell, eine halbe Stelle bei der DGSF und eine 25 %-Stelle bei der SG zu besetzen, mit jungen aber gesundheitspolitisch bereits erfahrenen Psycholog:innen aus Leipzig (Kerstin Dittrich) bzw. Berlin (Sebastian Baumann). Zugleich installierten wir eine Steuerungsgruppe mit Vertreter:innen beider systemischer Verbände, die das »Projekt Kassenzulassung« über die nächsten Jahre gemeinsam mit den beiden Referent:innen stemmen würden. Ungefähr zu diesem Zeitpunkt endete meine Amtszeit als DGSF-Vorsitzender und ich beschloss, dieser Steuerungsgruppe nicht mehr anzugehören. Punktuell war ich noch tätig, etwa um Fachgutachter:innen für den G-BA vorzuschlagen oder der Steuerungsgruppe Erfahrungen aus der früheren Interaktion mit dem Wissenschaftlichen Beirat Psychotherapie (WBP) weiterzugeben. Diese neue Steuerungsgruppe, vorwiegend mit damals etwa 40-jährigen Kolleg:innen besetzt, hat ihre Aufgabe hervorragend absolviert. Zu ihrem Arbeitsauftrag gehörte neben den Berliner Politikkontakten und der Pressearbeit auch die Interaktion mit dem »Institut für Wirtschaftlichkeit und Qualität im Gesundheitswesen« (IQWIG) in Köln, das nun unsere frühere Expertise aus den Jahren 2006 bis 2008 vollständig aktualisierte, auch mit anderen und besseren Berechnungsmethoden und eigenen Fachgutachter:innen.

Geschafft – und auf zu neuen Hindernissen

Im November 2018 fiel die positive Entscheidung, den Prüfantrag zu stellen, Systemische Therapie auch ambulant als ein von den Krankenkassen zu finanzierendes Verfahren anzuerkennen. Hierfür war die Unterstützung durch fast alle anderen psychologischen, psychiatrischen und psychosomatischen Verbände sehr hilfreich, auch durch solche, die uns traditionell ferngestanden hatten wie die Deutsche Gesellschaft für Psychiatrie und Nervenheilkunde (DGPPN), die sehr psychodynamisch orientierte Deutsche Gesellschaft für Psychosomatische Medizin (DGPM) und die kognitiv-behavioral orientierte Fachgruppe Klinische Psychologie der Deutschen Gesellschaft für Psychologie (DGPs). Noch bis 2006 standen wir mit diesen in einer gewissen Art von Gegnerschaft, nun unterstützten sie unseren Antrag, nachdem auch wir zunehmend freundliche Beziehungen mit ihnen geknüpft hatten. Mit der G-BA-Entscheidung war eine gewaltige Hürde genommen. Neben der Kassenzulassung erwarteten die systemischen Verbände von einem erfolgreichen Prüfantrag auch positive Auswirkungen auf die Forschungspolitik, auf die Leitlinien für Psychotherapie und auf die Ausrichtungen der Lehrstühle für Psychotherapie. Aber es war auch klar, dass diese Auswirkungen nicht von selbst kommen würden, sondern jede von ihnen im Detail stets neu erkämpft werden müsste.

19 Medizinische Organisationspsychologie: Systemische Beratung für das Krankenhaus (ab 2006)

Eine Universitätssektion als Spielwiese

Im Jahr 2006 gelang es meinem damaligen Chef, dem Medizinpsychologen Rolf Verres, für mich durch geschickte Verhandlungen im damals neugegründeten Zentrum für Psychosoziale Medizin (ZPM) des Universitätsklinikums Heidelberg eine teilautonome Sektion für Medizinische Organisationspsychologie einzurichten. Diese war, wie alle Sektionen in diesem Universitätsklinikum, Teil ihrer Muttereinrichtung (hier des Instituts für Medizinische Psychologie), aber mit eigenständigem Teilbudget und in der Forschung vollkommen selbstständig. Neben mir wurde dieser Sektion auch eine halbe Mitarbeiter:instelle zugeordnet. Das bedeutete für mich, dass ich erstmals unabhängig von Drittmitteln eine Person mit einer 50 %-Stelle für theoretisch maximal zwölf Jahre einstellen konnte – ein tolles Gefühl und eine große Arbeitserleichterung! Mit dieser Fachkraft zusammen war es leichter als zuvor, neue Drittmittelanträge zu stellen, durch die im Erfolgsfall wieder weitere Kolleg:innen mit Projektverträgen das Team verstärken würden. Über die Jahre hinweg haben diese halbe Stelle Julika Zwack, Ulrike Bossmann, Christina Hunger-Schoppe und Kirsten Bikowski nacheinander besetzt. Gemeinsam gelang es uns, weitere neue Projekte zu akquirieren.

Zum Zeitpunkt, als die Sektion aus der Taufe gehoben wurde, hätte ich sie noch gern anders benannt, nämlich »Systemische Therapie und Beratung«. Aber es gab bereits ein ganzes Universitätsinstitut mit inhaltlich teilweise verwandtem Titel:

das Institut für psychosomatische Kooperationsforschung und Familientherapie, Nachfolgerin des früheren Familientherapieinstituts, an dem ich selbst bis 1994 tätig war und das seit 1998 von Manfred Cierpka geleitet wurde.[13] »Therapie«, »Familientherapie«, »Systemische Therapie« – das hätte in der Bezeichnung der neuen Sektion zu ähnlich geklungen. Zudem war der medizinischen Fakultät auch die sprachlich klare Abgrenzung von Arbeitseinheiten ein wichtiges Prinzip. Folglich waren alle Wortverbindungen mit »Therapie« bereits besetzt und es war unausweichlich, dass sich meine Arbeitsgruppe im Titel und damit in gewissem Umfang auch in der Praxis auf das würde konzentrieren müssen, was heute arbeitsweltliche Beratung genannt wird. Aber ich war in der Forschung zur Systemischen Therapie bereits ausgewiesen und wollte das nicht mehr aufgeben. So kam es, dass diese Sektion zwei Zielsetzungen bekam, die sich wechselseitig überlappten, aber nur teilweise gegenseitig befruchteten und stärkten. Überall stand (unsichtbar) »systemisch« drauf.

Unsere Forschungsprojekte

Therapieforschung

In unserer Forschung ging es, obwohl der Sektionsname in eine andere Richtung wies, mindestens zur Hälfte um Psychotherapieforschung, und diese Forschung war in Bezug auf die Systemische Therapie von Anfang an vielversprechend. In zwei sogenannten randomisiert-kontrollierten Studien wurde eine Gruppe, der eine systemische Intervention angeboten wurde (Interventionsgruppe), mit einer anderen Gruppe verglichen, in der entweder dieselbe Intervention erst später angeboten wurde (Wartekontrollgruppe), oder die im Fokus stehende

13 Seinerzeit hatte ich mich auch auf diese Stelle beworben, wie wohl alle deutschsprachigen habilitierten Familientherapeut:innen es damals getan hatten, aber vergeblich.

Intervention mit einer anderen, bereits als wirksam bewiesenen Intervention verglichen wurde. Im Wartekontrollgruppen-Design wiesen wir nach, dass Menschen nach Teilnahme an einem Aufstellungsseminar mit Gunthard Weber oder Diana Drexler – zwei renommierten Systemaufsteller:innen mit konstruktivistischem Hintergrund und ohne esoterische oder religiöse Prägung – sich psychisch besser fühlten als Menschen, die bis dahin noch nicht an diesem Aufstellungsseminar teilgenommen hatten (sondern erst danach). In der zweiten Studie zeigten wir in einem echten Vergleichsgruppendesign, dass eine systemische Einzel- und Mehrpersonentherapie für sozial ängstliche Menschen mindestens gleich effektiv, teilweise noch etwas effektiver war als eine kognitiv-behaviorale Einzeltherapie (KBT). Dies löste viel Verwunderung und Unglauben aus, da KBT bei sozialen Ängsten bisher als Goldstandard der Behandlung galt. Beide Studien stießen bei ihrer Veröffentlichung auf reges Interesse.

Organisationspsychologische Forschung

In der Forschung im (eigentlichen) Bereich der Medizinischen Organisationspsychologie war ich als Sektionsleiter zunächst schwächer verankert als im klinischen Feld. Und viele meiner Mitarbeiter:innen – auch solche, denen ich eine Karriere in der Organisationsforschung zutraute, beispielsweise eine Habilitation – zog es nach einer Weile in die Psychotherapiepraxis.

Das erste große Projekt, Laufzeit 2009 bis 2012 und gefördert von der Volkswagenstiftung, hieß »Gut alt werden in Großbetrieben«. Es untersuchte, wie sich drei Großbetriebe (das Universitätsklinikum Heidelberg, die Heidelberger Druckmaschinen und die SAP in Walldorf) auf den bevorstehenden demografischen Wandel einstellten – oder sich häufig auch gar nicht darauf einstellten. Diese Studie hatte das Pech, zeitlich zu früh zu kommen: Der Mangel an jungen Fachkräften war während des Untersuchungszeitraums noch nicht so drastisch wie fünf oder zehn Jahre später, das Engagement vieler

Führungskräfte für dieses Thema war zu diesem Zeitpunkt noch sehr ausbaufähig. Die beiden Projektmitarbeiter:innen, Mirko Zwack und Angelika Eck, litten an diesem Projekt mehr, als dass es ihnen Befriedigung verschaffte, und wandten sich deshalb später verständlicherweise anderen Themen zu.

Erfolgreicher war die von Julika Zwack bei der Bundesärztekammer eingeworbene Studie »Was Ärzte gesund erhält« (Zwack u. Mundle, 2013), die sich mit ihren Resilienzinterviews nicht wie üblich mit den Belastungen, sondern mit den Freuden und Ressourcen ärztlicher Berufstätigkeit befasste. Es ist daher auch kein Zufall, dass der Artikel »If one out of five Physicians suffer from Burnout – what about the other four?«, bei dem ich Co-Autor von Julika Zwack bin, mein international bis heute meistzitierter Aufsatz ist (Zwack u. Schweitzer, 2013).

Unsere Mitwirkung am vom Bundesministerium für Bildung und Forschung geförderten Forschungsverbund »Seelische Gesundheit am Arbeitsplatz Krankenhaus« (auch SEEGEN-Projekt genannt) führte zu gemischten Ergebnissen. Solange wir mit unserem Teilprojekt »Dilemma-Kompetenz für mittlere Führungskräfte im Krankenhaus«[14] autonom nach unseren eigenen Maßstäben arbeiten konnten, gelangen uns gut besuchte Inhouse-Seminare und zuverlässig nachweisbare, wenngleich gänzlich undramatische Veränderungen bei deren Teilnehmenden. Sobald wir in einer Multicenter-Studie[15] versuchten, in verschiedenen Krankenhäusern und mit ganz unterschiedlich motivierten Kolleg:innengruppen überall mit großer Anstrengung dasselbe Interventionsangebot zu realisieren (inklusive Wartekontrollgruppen-Design) – und als in dieser Phase die Covid-19-Pandemie noch hinzukam –, da wurde die Teilnahmequote klein, der »Spirit« flach, die Er-

14 Das Teilprojekt wurde 2017–2019 mit Ulrike Bossmann, Marieke Born, Antonia Drews und Julika Zwack durchgeführt.

15 Die Multicenter-Studie lief von 2019–2022 unter der Mitarbeit von Janna Küllenberg und Kirsten Bikowski.

gebnisse ermöglichten keine Aussagen. Umso tröstlicher und erfreulicher, dass gerade in dieser Phase die praktische Arbeit der Sektion einen neuen Aufschwung nahm.

Unsere Praxis der Teamberatung

Die praktische Arbeit der Sektion bestand zu gleichen Teilen im Coaching von Führungskräften und in der Teamberatung – und zwar nur für Klient:innen innerhalb des Universitätsklinikums Heidelberg, das mit ca. 10.000 Mitarbeitenden ein großer Betrieb ist. In der Teamberatung entwickelte ich gemeinsam mit vor allem Julika Zwack, aber auch mit Mirko Zwack, mit Frauke Ehlers und später mit Kirsten Bikowski, eine spezielle Melange aus klassischer Teamsupervision und aus organisationsentwicklerischer Teamberatung, die wir in zwei Aufsätzen veröffentlichten. In »Systemische Teamberatung – Mitarbeiter und Führungskräfte miteinander ins Geschäft bringen« (Zwack, Zwack u. Schweitzer, 2007) beschrieben wir unsere Arbeitsweise bei drei sehr unterschiedlichen Anliegen.

Zwack, J., Zwack, M., Schweitzer, J. (2007). Systemische Teamberatung – Mitarbeiter und Führungskräfte miteinander ins Gespräch bringen. Psychotherapie im Dialog, 7 (3), 267–273.

Bei »Teams starten« geht es darum, dass die Mitglieder einander rasch kennenlernen, dass sie ihre Ressourcen für die gemeinsame Arbeit identifizieren und dass sie sich über das künftig zu Tuende orientieren. Dafür nutzen wir Teamstart-Halbtage mit »Who is Who-Skulpturen«, mit »Talentbörsen« und mit Praktiken der Wertschätzenden Befragung (»Appreciative Inquiry«). Wir verwenden auch nicht-systemische Konzepte, etwa die Team-Rollen-Typologie nach Belbin (2003), um zu prüfen, ob alle wichtigen Rollen innerhalb des Teams besetzt sind oder noch nachrekrutiert werden muss.

Häufig angefragt wird Beratung von Teams, die sich als Verlierer von Veränderungen innerhalb ihrer Organisation erleben. Wenn Teams identitätsstiftende Kompetenzen und Einflussbereiche verloren haben, kann man nicht unverzüglich konstruktiv an die neuen, meist zwangsverordneten Aufgaben gehen. Teamberater:innen tun in solchen Situationen gut daran, verpönten kollektiven Emotionen wie Wut, Empörung, Hilflosigkeit und Selbstzweifel ebenso Raum zu geben wie vorhandenen Rache- und Sabotagefantasien. In einem Fallbeispiel beschrieben wir, wie es in den ersten zwei Sitzungen den Mitgliedern half, im Blick zurück im Zorn die Wut und die Trauer über eine Degradierung des Teams zu verschmerzen. Dazu gehörte es, den besseren alten Zeiten hinterherzutrauern, Rachefantasien gegen die »Gewinner« auszuspinnen und auf ihre Realisierbarkeit zu prüfen sowie Kündigungsfantasien durchzubuchstabieren. Erst im Anschluss daran konnte die neue Rolle des Teams in der Organisation positiv besetzt und konkretisiert werden.

Bei der innerbetrieblichen Fusion zweier kleiner zu einem größeren Team beginnen wir stets damit, die bisherige Geschichte beider Teams und ihrer Fusion soweit aufzuarbeiten, dass Hader und Demotivierung verstehbar und dann überwindbar werden. Methodisch hilft dabei eine Zeitreise. Im nächsten Schritt verdeutlichen beide Teams einander Besonderheiten ihrer Beziehungskulturen. Danach werden Spielregeln zu den wichtigsten Fragen der aktuellen Zusammenarbeit vereinbart, um schließlich mit neuem Wir-Gefühl die Beziehungen des Teams zu seiner Außenwelt neu zu ordnen.

An einem Fallbeispiel einer geschlossenen psychiatrischen Akutstation verdeutlichten wir, wie systemische Teamsupervision zur Burnout-Prophylaxe beitragen kann.

Zwack, J., Haidacher, C., Thomann, P., Schweitzer, J. (2010). Systemische Teamsupervision in der Pflege. PPH – Die Zeitschrift für Psychiatrische Pflege heute, 16 (1), 30–35.

Als wichtigste Prozessschritte in der Teamsupervision beschrieben wir:

1) Basale Grundbedürfnisse ansprechen: »Sicherheit auch für uns«– die Identifikation und Förderung von Praktiken, die das eigene Sicherheitsempfinden der Mitarbeitenden erhöhen;

2) das Vorhandene würdigen: »Auch geduldiges Aushalten ist ein Therapiekonzept« – es gilt wertzuschätzen, dass die schiere Vermeidung von Selbst- und Fremdgefährdung ein wichtiges Therapieziel ist, auch ohne höhere psychotherapeutische Ansprüche;

3) Aufrechterhaltung der Grundversorgung vs. individuelle Therapiegespräche: »Und wer bezieht das Bett?« – es gilt, solide Grundversorgung genauso zu würdigen wie therapeutische Gespräche;

4) direkte Kommunikation statt Flüsterpost – es gilt behutsam, die Möglichkeiten direkter im Gegensatz zu indirekter Konfliktaustragung zu erhöhen;

5) Fluktuationsprobleme: entweder die Präsenz der Leitung stärken oder herausfinden, wie man auch mit wenig Leitung eine Station gut führen kann – wir laden die oberärztliche und pflegerische Stationsleitung wo immer möglich in die Teamsupervision ein, werten mit ihnen jedes Teamgespräch in den zehn Minuten danach aus und ermuntern zu zwischenzeitlichen hilfreichen Maßnahmen zwischen den Supervisionsterminen. Wenn das nur schwer geht, diskutieren wir Chancen von möglichst viel »Führung von unten«.

Abschließend benannten wir in diesem Artikel, was eine systemische Teamsupervision zur Resilienzförderung und Burnout-Prophylaxe beitragen kann: Sie kann die auf der Station gewachsenen Kompetenzen bewusst machen; die in der Stationsarbeit verfolgten Ziele gemeinsam überprüfen helfen; die Unterschiedlichkeit der Mitarbeitenden normalisieren; die Polarisierung zwischen Teilfraktionen des Teams reduzieren; eine gut dosierte direkte Kommunikation fördern; und schließlich die im Stationsalltag ausgedrückte Wertschätzung erhöhen.

Jüngere Kolleg:innen begleiten

Mein Umgang mit meinen Sektionskolleg:innen war von meinen eigenen positiven Erfahrungen als Mitarbeiter von Helm Stierlin und Rolf Verres als zweien meiner früheren Vorgesetzten geprägt, zu denen ich langfristig auch ein freundschaftliches Verhältnis entwickeln konnte. Um Kreativität und Selbstverwirklichung zu ermöglichen, strebte ich an, meinen Mitarbeiter:innen viel Freiraum einzuräumen. Das machte mir auch selbst weniger Arbeit, ich brauchte kaum zu kontrollieren und anzuweisen, ich konnte fauler sein. Anders wäre es mit diesen sehr autonomen Menschen auch gar nicht denkbar gewesen. Schwierig war, diese Haltung auch dann durchzuhalten, wo mir ihre Wege nicht einleuchteten – währenddessen nicht und manchmal auch hinterher nicht. Als der Ältere strebte ich an, von meinen Erfahrungen viel weiterzugeben; wahrscheinlich habe ich damit mitunter auch genervt. Als der Dienstvorgesetzte bemühte ich mich, die traditionellen Aspekte der Vorgesetztenrolle zu akzeptieren, d. h. manchmal autoritär Ansagen zu machen und mich zugleich fürsorglich um meine Leute zu kümmern. Als Systemiker trat ich forschungsmethodisch und theoretisch für ein sehr weites Verständnis von »systemisch« ein, auch wenn skeptische Stimmen fragten, was denn daran systemisch sei. Zügige Bearbeitung und erfolgreiche Beendigung unserer Projekte waren mir große Anliegen, obgleich dies mitunter zu Lasten (allzu) großer Sorgfalt ging; mit Prokrastinierenden geriet ich darüber manchmal im Streit aneinander. Hinreichend gut zu Ende bringen wollte ich Projekte auch dann (im Hochschulkontext üblicherweise durch Publikationen), sobald deren Fertigstellung keinen Spaß mehr machte. Kolleg:innen, die noch libidinöser als ich an ihre Arbeit gingen, habe ich dabei vereinzelt »zum Jagen getragen«. Publizistisch strebte ich einfach verständliche Publikationen mit wenig Fachvokabular an (lieber das Komplexe einfach darstellen als das Einfache komplex – so lautete mein Motto), obgleich das allzu einfach Verstehbare kompliziert sprechende Fachkolleg:innen weniger beeindruckt (etwa speziell die »Luhmann-Exegeten«).

Die Zusammenarbeit mit jüngeren Kolleg:innen dieser Sektion gehörte insgesamt zu den befriedigendsten Erfahrungen meiner Berufstätigkeit. Meist kooperierte ich sowohl in der Forschung wie auch in Therapie und Beratung mit ihnen, in der Forschung etwas umfangreicher. In der Regel waren sie zwei oder drei Jahre, im längsten Fall zwölf Jahre lang in meiner Sektion. Oft hätte ich sie gern länger im Team gehabt. Ich sah mit Interesse, wie sie sich in der Beratung, im Projektmanagement und im Publizieren weiterentwickelten. Und ich habe mit Freude ihre weiteren, meist sehr erfolgreichen Laufbahnen verfolgt. Ein gutes Gefühl gab es mir, als ich die externe Zuschreibung über die Sektion hörte, dass Frauen eine dortige Tätigkeit mit dem Kinderkriegen gut verbinden könnten. Obgleich die Behauptung leider nur begrenzt stimmt, denn die Kolleginnen bekamen ihre Kinder zwar während sie dort beschäftigt waren, danach blieben sie aber meist nicht mehr sehr lange.

Viele von den Sektionsmitarbeiter:innen wurden später als Lehrende am Helm Stierlin Institut meine Kolleg:innen: Liz Nicolai, Julika Zwack, Angelika Eck, Mirko Zwack, Markus Haun. Andere traf ich im Wissenschaftlichen Beirat des Helm Stierlin Instituts wieder: Matthias Ochs, Corina Aguilar-Raab, Christina Hunger-Schoppe. Mit Stolz hat mich auch erfüllt, dass sechs von ihnen den Forschungspreis der Fachverbände DGSF und SG gewannen – Matthias Ochs, Julika Zwack, Markus Haun, Mirko Zwack, Marieke Born und Meike Wehmeyer – und dass zum Zeitpunkt des Schreibens dieses Textes fast die kompletten Herausgebergremien der Fachzeitschriften »Familiendynamik – Interdisziplinäre Zeitschrift für Praxis und Forschung« und »Kontext – Zeitschrift für systemische Perspektiven« aus ehemaligen Mitarbeiter:innen oder zumindest Kooperationspartner:innen dieser Sektion bestehen – neben den bereits genannten auch Stefan Beher und Rieke Oelkers-Ax. Anscheinend ist es uns nach Helm Stierlins Emeritierung gelungen, in den Jahren zwischen 1997 und 2021 am Heidelberger Institut für Medizinische Psychologie einen neuen Hotspot für angewandte systemtherapeutische und systemberaterische Forschung zu etablieren, von denen es in Deutschland in diesem Zeitrahmen nur wenige gab.

Vom Forschungs- zum Beratungsfokus (ab 2018)

Im Jahr 2018 wandte sich der Chefarzt der Heidelberger Universitätsklinik für Anästhesie, Markus Weigand, an meine Chefin Beate Ditzen und mich. Er hatte einen Vortrag des Fußballtrainers Ralf Rangnick gehört, wonach sich heutzutage jeder Bundesligaverein einen Psychologen leiste, damit seine hochqualifizierten Spieler nicht durch vorübergehende psychische Krisen zu lange ausfallen oder ihr sportliches Potenzial nicht voll entfalten. Den Gedanken nahm Markus Weigand auf und beschloss daraufhin als Kooperation von Anästhesie und Medizinischer Organisationspsychologie eine 50 %-Stelle speziell für die Beratung seiner ca. 200 Personen umfassenden Ärzteschaft auszuschreiben. Kirsten Bikowski bekam den Job und füllte ihn mit einem Mix aus individueller Beratung und interner Organisationsentwicklung aus. Das gelang sehr gut und weckte Aufmerksamkeit auch in anderen Kliniken, u. a. in der internistischen Intensivmedizin. Dort wurde eine ähnliche Stelle ausgeschrieben und 2021 mit Ilka von Böhme besetzt. Schließlich kam es dazu, dass mit Annette Bellm eine Psychologin in unsere Sektion herüberwechselte, die bis dahin beim Betriebsärztlichen Dienst gearbeitet hatte. Als vierte Kollegin in diesem Bunde unterstützte Janna Küllenberg als Co-Trainerin in Seminaren und bei der Evaluation von Maßnahmen. Sie zog als Forscherin nach 2,5-jähriger Heidelberger Tätigkeit weiter in die Schweiz. An ihrer Stelle trat als weitere Praktikerin Anja Lindrath. So hat sich zum Ende meiner Berufstätigkeit im Herzen der Sektion, nämlich der Praxis der klinikinternen Beratung, eine deutlich größere Arbeitsgruppe entwickelt als zuvor. Diese wird weniger forschen und stattdessen umfangreicher beraten und trainieren. Die Finanzierung der Mitarbeitenden wird nicht mehr oder nur noch geringfügig von der drittmittelgeförderten Forschung abhängen, sondern von der internen Leistungsverrechnung – die Beratenen zahlen für die Beratung, Leistung für Leistung. Die Arbeitseinheit wird nicht mehr »Sektion« heißen – das würde eine habilitierte Leitung voraussetzen, die nach meinem Ausscheiden dort nicht mehr vorhanden ist – sondern »Arbeitsgruppe«. Die Praxis dieser Beratungsarbeit haben wir zum Ende meiner Tätigkeit dort umfassend und kompakt in einem Sammelband beschrieben (Küllenberg u. Schweitzer, 2022), der als eine Art umfangreicher »inhaltlicher Visitenkarte« dienen kann. Ich bin froh und ein bisschen stolz darauf, dass auch diese von mir initiierte Arbeitsgruppe nach meinem Ausscheiden in veränderter Form mutmaßlich weiterlaufen wird.

20 Seelische Gesundheit am Arbeitsplatz: Über Zeitdruck, Resilienz, Wertschätzung und Dilemmata (ab 2009)

Während die Sektion Medizinische Organisationspsychologie bei ihrer Gründung noch auf der Suche nach ihrem Kernthema war, kristallisierte sich ein solches zwischen 2009 und 2016 unter der Überschrift »Seelische Gesundheit am Arbeitsplatz Krankenhaus« heraus. Gleichlautend war der Titel eines großen Projektverbundes (Mulfinger et al., 2019). Dieser wurde von 2016 bis 2022 vom Bundesministerium für Bildung und Forschung (BMBF) gefördert. Wir nahmen mit dem Teilprojekt »Dilemmakompetenz für mittlere Führungskräfte im Krankenhaus« daran teil (Born, 2021; Drews, 2021).

Dem Gegenstand »Seelische Gesundheit am Arbeitsplatz Krankenhaus« hatten wir uns zuvor von mehreren anderen Themen her angenähert: vom systemischen Demografiemanagement unter der Überschrift »Gut Altwerden in Großbetrieben« (Schweitzer u. Bossmann, 2013), von der Ärztegesundheit unter der Überschrift »Was Ärzte gesund hält« (Zwack u. Mundle, 2013) und von unseren Coaching- und Teamberatungsprozessen, von denen viele unter der Überschrift »Resilienzförderung« standen.

Gut Altwerden in Großbetrieben

Spätestens ab 2012 wurde ein Phänomen unübersehbar, dass bereits lange zuvor prognostiziert, aber nicht wirklich ernst genommen worden war: ein demografischer Wandel, bei dem das Durchschnittsalter der berufstätigen Bevölkerung steigt und zugleich immer weniger Kinder geboren werden. Das bedeutet, dass immer weniger Berufstätige das gesamte Bruttosozialprodukt erwirtschaften müssen, auch für immer mehr Betagte und Hochbetagte.

Julika Zwack und ich hatten 2007 das Projekt »Gut Altwerden in Großbetrieben« bei der Volkswagenstiftung beantragt. Mit dessen Mitteln konnten wir gemeinsam mit Angelika Eck und Mirko Zwack in den Jahren 2009 bis 2012 in zwei Großbetrieben mithilfe von zahlreichen Fokusgruppen-Interviews, von teilnehmender Beobachtung und von einer großen Fragebogenstudie (Eck, 2012) die wahrgenommenen Auswirkungen und die Bewältigungsversuche des demografischen Wandels studieren. Die zwei Großbetriebe waren die Heidelberger Druckmaschinen und das Universitätsklinikum Heidelberg. Der Einschluss des Softwarekonzerns SAP in das Projekt scheiterte an dem zu langen Zeitraum zwischen Beantragung und Bewilligung des Projektes.

Zeitdruck in der Herzchirurgie

Schon zuvor hatten Julika Zwack und Stefan Nöst durch teilnehmende Beobachtung auf einer herzchirurgischen Station als einem unter chronischem Zeitstress stehenden Leistungsträger des Universitätsklinikums interessante Zusammenhänge zutage gefördert, wie Zeitdruck durch zumeist symbolische organisationale Praktiken in Teams quasi autonom erzeugt werden kann (Zwack, Nöst u. Schweitzer, 2009).

Zwack, J., Nöst, S., Schweitzer, J. (2009). Zeitdruck im Krankenhaus – Individuelle Lösungsstrategien provozieren oft neue Probleme. Arzt und Krankenhaus, 82 (3), 68–75.

Sie beobachteten, dass versucht wurde, durch Zeit Geld zu sparen und zwar durch die Standardisierung von Abläufen. Dies steht jedoch im Widerspruch zu dem traditionsreichen Prinzip der interaktionalen Organisation: man improvisiert, man orientiert sich an fachlichen Standards und an erfahrenen und mächtigen Einzelpersonen – eine sehr personenzentrierte Organisationsform also. Gerät diese unter größeren Effizienz- und Zeitdruck, droht Vereinzelung und Kommunikationsvermeidung. Das Abarbeiten von Tätigkeiten und das Multitasking sind dann mögliche Strategien. Das hat seinen Preis: Im Abarbeitungsmodus werden Patient:innen zu Fällen, die durchgeschleust werden müssen. Weniger ihre medizinischen als ihre kommunikativen Bedürfnisse werden nun zum potenziellen Störfaktor. Das Multitasking wird erlebt als »nichts richtig zu Ende bringen können«.

Zwack und Nöst beschrieben einige Teufelskreise und wie »Zwangsentschleunigungen« (z. B. durch Burnout oder Krankheit) kurzfristige Wege aus der Überlastung ermöglichen, aber meist zum Nachteil der anderen Mitarbeitenden im Team. Skeptisch spekulierten sie, dass diese Probleme wahrscheinlich erst dann wirksam angegangen werden, wenn die verschiedenen Zeitdruckphänomene so massenhaft und intensiv werden, dass sie den wirtschaftlichen Erfolg von Krankenhäusern nachhaltig gefährden – sei es, dass Behandlungsfehler den Ruf und dann die Belegung eines Krankenhauses reduzieren, oder das Krankenhaus nicht mehr genug ärztliche und pflegerische Mitarbeiter:innen findet. Heute lässt sich leider konstatieren, dass diese Situation vielerorts schon eingetreten ist.

Interne Beratung im Krankenhaus

Parallel zu diesem Forschungsprojekt waren wir seit Gründung der Sektion Medizinische Organisationspsychologie mit der praktischen Seite unserer Tätigkeit als Inhouse Consultants tätig. Das heißt, dass wir gegenüber unseren Klient:innen nicht weisungsgebunden agierten und zugleich für das Universitätsklinikum keine externen Beratenden waren, schließlich waren und sind wir selbst Angestellte des Heidelbergers Universitätsklinikums. Angefragt wurden wir für die Beratung von Teams, die sich nach Fusionen oder Aufgabenveränderungen, durch gehäufte Burnout-Fälle oder Führungs- und kollegiale Konflikte in einer schwierigen Lage sahen – sie waren oft demoralisiert, unzureichend respektiert und überfordert. Unser Bestreben war es, in unserer Arbeit mit diesen Teams die in Supervisionen bewährten Kommunikationsformen wie den offenen Austausch, die kollegiale Entlastung und das Ansprechen und Durcharbeiten von Konflikten mit den stärker ergebnisorientierten Ansätzen des Projektmanagements zu verbinden. Am Ende jeder Sitzung sollte neben einem »Gut, dass wir darüber gesprochen haben« gleichberechtigt ein »Wer macht was bis wann?« stehen (häufig in Form einer kollektiven To-do-Liste), damit sich diese Lage bis zum nächsten Mal schon etwas verbessert haben würde (Zwack, Haidacher, Thomann u. Schweitzer, 2010).

Wozu keine Wertschätzung?

Im Projekt »Gut Altwerden in Großbetrieben« hatten wir in betrieblichen Fokusgruppen die wichtigsten Faktoren herauszufinden versucht, die es Arbeitnehmer:innen leicht machen, im Betrieb gut alt zu werden. Der am häufigsten genannte Faktor hieß Wertschätzung, insbesondere durch die unmittelbaren Vorgesetzten. An der schien es allerorten zu fehlen, branchen- und abteilungsübergreifend. Woran Mitarbeitende solche Wertschätzung erkennen, war schwierig herauszufinden. Dies motivierte Mirko Zwack, Audris Muraitis und mich, den allerorten beklagten chronischen Wertschätzungsmangel systemtheoretisch näher zu betrachten (Zwack, Muraitis u. Schweitzer, 2011).

Zwack, M., Muraitis, A., Schweitzer, J. (2011). Wozu keine Wertschätzung? Zur Funktion des Wertschätzungsdefizits in Organisationen. Organisationsberatung, Supervision und Coaching (OSC), 18, 429–443.

Es ließen sich in Organisationen drei Stufen der Wertschätzung finden:

1) Ich möchte, dass meine Anwesenheit überhaupt wahrgenommen wird. (Für neue Kolleg:innen und für niederrangige Mitarbeitende, z. B. Reinigungskräfte, ist dies keineswegs selbstverständlich.)

2) Ich möchte in meiner Funktion ernst genommen werden. Ich möchte Lob und Kritik hören und möchte, dass mein Beitrag zur Wertschöpfung des Unternehmens bemerkt und anerkannt wird.

3) Ich möchte als Person angesprochen werden – also nicht nur in meiner Funktion, sondern auch in meinen persönlichen Besonderheiten.

Wertschätzung zeigt sich häufig in kleinen Gesten, besonders wenn diese regelmäßig ausgeübt und wahrgenommen werden. Wertschätzung wird in betrieblichen Hierarchien von den Führungskräften erwartet, die diese den Mitarbeitenden gegenüber ausdrücken sollen. Fast überall wird zu wenig Wertschätzung beklagt. Dem:der Wertschätzungsbedürftigen wird im Coaching eine »heilsame Desillusionierung« zu empfehlen sein, also eine illusionslose Akzeptanz dessen, dass wir in Betrieben immer zu einem großen Teil nur als Rollenträger:in wahrgenommen werden, und dass das für das Funktionieren des Betriebes auch sinnvoll ist. Für die:den Wertschätzung spendenden Vorgesetzte:n bietet der Artikel die 5:1-Regel des Paartherapeuten John Gottman an: mit fünfmal mehr positiven als negativen Botschaften kann eine Paarbeziehung lange halten; das könnte in Betrieben zwischen Vorgesetzten und Mitarbeitenden ähnlich sein.

Der demografische Wandel wird spürbarer

Unser Projekt »Gut Altwerden in Großbetrieben« beschränkte sich auf die Beschreibung und Analyse von Problemen, die durch den demografischen Wandel von den Babyboomern zu den Generationen X und Y an Schärfe demnächst gewinnen würden. Zeitweise entwickelten wir Forschenden große Motivationsprobleme, das Projekt voranzutreiben. Das Ungleichgewicht zwischen »zu wenige junge« und »zu viele alte« Mitarbeitende war demografisch seit langem angekündigt, aber in den Jahren 2009 bis 2012 noch nicht überall in der Arbeitsrealität fühlbar oder noch nicht von allen Entscheidungsträgern hinreichend ernst genommen. Die Veränderungskompetenz unserer als systemische Berater:innen weitergebildeten Projektmitarbeiter:innen wurde mangels Veränderungsauftrag nicht angefragt. Viele der ranghohen Vorgesetzten innerhalb der am Projekt beteiligten Unternehmen glaubten, dass eine so prestigereiche Einrichtung wie die ihre von diesem Problem verschont bleiben würde. Entsprechend kam sich das Forschungsteam (Mirko Zwack, Angelika Eck, Jürgen Brückner und ich) oft als Bittsteller vor, das um die knappe Zeit der Führungskräfte werben musste. Nur mit viel Anstrengung und dank zwei neuer »unverbrauchter« Kolleg:innen (Ulrike Bossmann und Klaus Schenck) bekamen wir den Projektbericht in Form des Buches »Systemisches Demografiemanagement« trotzdem noch gut abgeschlossen (Schweitzer u. Bossmann, 2013).

Gleichzeitig wurde der demografische Wandel dann doch zunehmend spürbarer. Die eigene Arbeitgeberattraktivität wurde für viele Unternehmen immer mehr zu einem wichtigen Faktor, um konkurrenzfähig zu bleiben. Gefühlt ab 2014 und verschärft seit 2019 (in diesen beiden Jahren wurde ich, ein 1954 geborener Babyboomer, 60 bzw. 65 Jahre alt) wurde in Mangel- bzw. Engpassberufen immer stärker in die Unternehmensbindung guter Mitarbeiter:innen investiert. Hierzu gehörte ein intensiviertes Angebot an interner Mitarbeiter:inberatung, Personal- und Organisationsberatung, insbesondere an innerbetrieblichem Coaching, wie wir sie im Angebot hatten.

Dilemmakompetenz

Unser Demografieprojekt hatte die mittleren Führungskräfte als wichtigste Zielgruppe von Maßnahmen zur Förderung der seelischen Gesundheit von Mitarbeitenden identifiziert. Wie sie mit ihrer Arbeitsfähigkeit und der ihrer Mitarbeitenden ressourcensparend umgingen, hatte entscheidenden Einfluss auf die Mitarbeiter:ingesundheit und Arbeitgeberattraktivität. Diese Gruppe muss die Vorgaben der oberen (strategischen) Führung in oft konflikthafter Interaktion mit den Basismitarbeitenden umsetzen. Dabei muss die mittlere Führungsebene, besonders wenn die Konjunktur- und Ertragslage des Unternehmens schlecht ist, viele Entscheidungen treffen, mit denen oft niemand zufrieden ist. Sie geraten in eine Sandwich-Position zwischen den oberen Führungskräften und der Basis und können sich dabei aufreiben. Wie kann man den mittleren Führungskräften helfen, solche dauerhaften Situationen gesund zu überstehen?

Diese Frage begann Ulrike Bossmann aus unserem Team zu interessieren. In enger Zusammenarbeit mit ihrer Vorgängerin Julika Zwack und in Diskussionen mit mir (Bossmann, Zwack u. Schweitzer, 2014; Zwack u. Bossmann, 2017) entwickelte sie ein Dilemmakompetenz-Training, das sie dann in zwei mittelständischen Betrieben der Metall- und Elektroindustrie in Nordbaden als Pilotprojekt durchführte.

Bossmann, U., Zwack, J., Schweitzer, J. (2014). Navigieren im Dilemma. Von widersprüchlichen Aufträgen und paradoxen Aufträgen. P & S – Magazin für Psychotherapie und Seelsorge, 4, 24–29.

Dilemmata können sich überall dort ergeben, wo sich eine Person zwischen zwei Möglichkeiten entscheiden muss, die gleich gut oder gleich schlecht sind und die zueinander im Widerspruch stehen. Belastend sind vor allem die Entscheidungen zwischen zwei gleichermaßen negativen und folgereichen Alternativen. Mittlere Führungskräfte erleben Widersprüche zwischen Unternehmensprofit und Bedürfnissen der Mitarbeitenden, zwischen Innovationserfordernissen und Beständigkeitserfordernissen, zwischen Sparen und Investieren, zwischen kurz- und langfristigen Strategien, zwischen der Fürsorge für sich selbst und der Fürsorge für andere. Das Dilemma steigert sich zum Double Bind, wenn man dem Dilemma nicht entfliehen und über das Dilemma nicht sprechen darf. Dilemmata sind nicht vermeidbar und im engeren Sinne nicht lösbar. Sie können nur mehr oder weniger gut ausgehalten werden. Es gibt in ihnen keine richtigen, sondern lediglich persönlich verantwortbare Entscheidungen – Entscheidungen, zu denen man stehen kann.

Dilemmata können, wenn häufig erlebt, in milde oder heftige Formen von Verzweiflung oder Zynismus führen. Wie lässt sich dem entkommen? Das von uns entwickelte Training vermittelt einen Satz an Kompetenzen, die wir zusammengefasst als Dilemmakompetenz bezeichnen. Zunächst gilt es, die Komponenten des Dilemmas zu verstehen: Welche zueinander widersprüchlichen Aufträge werden von wem, wie und wann an die Führungskraft gestellt? Es lohnt, die dahinterstehenden Ansprüche der Führungskraft an sich selbst zu hinterfragen: Geht es wirklich nur so – oder nicht auch anders? Es folgt ein Mitdenken des organisationalen Kontextes: Wofür genau bin ich hier zuständig und wofür nicht? Kann ich dieses Problem lösen? Habe ich dafür genügend Zeit, Geld, Personal, Weisungsrechte? Welche Konsequenzen zieht die eine oder die andere Entscheidung in dieser Organisation nach sich?

Je unauflösbarer ein Dilemma ist, umso bedeutsamer werden eigene Sinnkriterien und Werthaltungen der Führungskraft: Für welche Werte möchte ich an dieser Stelle eintreten, unabhängig vom Ergebnis? Was kann ich noch mittragen, was nicht mehr, wo ziehe ich die Reißleine? Wann bin ich mit mir im Reinen, auch wenn es keine gute Lösung gibt? Sich im Dilemma ethisch selbstverantwortet zu bewegen, setzt eine gewisse »organisationale Zivilcourage« voraus. Diese kann durch lösungsorientiertes Fragen ins Bewusstsein gerufen werden: Wie habe ich bislang ausgewogene Entscheidungen getroffen, meiner Chefin oder meinem Chef widersprochen, den Ärger meiner Mitarbeiter:innen ausgehalten? Umgekehrt können Verschlimmerungsfragen helfen, durch gedankliches Auf-die-Spitze-Treiben des Problems entgegengesetzte Tendenzen freizusetzen: Wie könnte ich mich absichtlich noch mehr aufreiben, die Entscheidung noch länger hinauszögern, auch eine neunzigprozentig gute Lösung nicht akzeptieren?

Hat man diese Schritte einer Dilemma-Entscheidung durchlaufen, erwachsen oft erste Handlungsideen: sukzessives Nachverhandeln mit Chefetage oder Mitarbeitenden; die gut begründete Ablehnung eines Auftrags; das gut begründete »Augen zu und Durchziehen« eines unangenehmen Auftrags; die gut begründete Verschiebung einer Entscheidung. Die jeweilige Handlungsidee gilt es dann mit den jeweiligen Personen oder Personengruppen gut zu kommunizieren, wofür wiederum ein selbstbewusster, verbal oder nonverbal gezeigter »aufrechter Gang« hilfreich ist.

Das Dilemmmakompetenz-Projekt erfuhr nach Ersterprobung in Elektro- und Maschinenbaubetrieben zahlreiche Verfeinerungen und Neuanwendungen, insbesondere im Gesundheitswesen, aber auch in Hochschulen. Im BMBF-Forschungsverbund »Seelische Gesundheit am Arbeitsplatz Krankenhaus« wurde das Dilemmakompetenz-Training zu einer der beliebtesten Interventionen und in ca. zehn Krankenhäusern vermittelt und erprobt. Seine positive Wirksamkeit für das Selbstwirksamkeitserleben und gegen betrieblich verursachte

Irritationen konnte in den Promotionsarbeiten von Marieke Born und Antonia Drews für 65 mittlere Führungskräfte der Gesundheitszentren Rhein Neckar (GRN) empirisch deutlich gezeigt werden (Born, 2021; Drews, 2021). Zwischen 2019 und 2021 wurde das Dilemmakompetenz-Training im Rahmen des SEEGEN-Projektes auch im Universitätskrankenhaus Heidelberg, im Ostalb-Klinikum Aalen-Ellwangen und im Helios Klinikum Duisburg durchgeführt. Wegen Schwierigkeiten bei der Rekrutierung von Teilnehmenden während der Covid-19-Pandemie konnten hier leider keine statistisch signifikanten positiven Veränderungen demonstriert werden. Inzwischen boten und bieten mehrere ehemalige und aktuelle Mitarbeitende der Sektion – Julika Zwack, Ulrike Bossmann, Antonia Drews, Marieke Born, Janna Küllenberg, Kirsten Bikowski und ich selbst – dieses Training auch außerhalb von Forschungsprojekten in verschiedenen Branchen an.

Mutig beraten: Konfliktsituationen im Coaching

Neben den Forschungsprojekten gehörten auch Führungskräfte- und Teamberatung für die ca. 10.000 Mitarbeitenden des ganzen Heidelberger Universitätsklinikums zu den Aufgaben unserer Sektion. Hier sammelten wir viele Erfahrungen, in welche vertrackten Konfliktsituationen Einzelne in einem hierarchisch organisierten Großbetrieb immer wieder geraten können. Für mich wurde die Frage immer spannender, wie verängstigte Mitarbeitende, die die Spielregeln der eigenen Organisation nur teilweise über- und durchschauen, im Coaching Mut gewinnen können.

Zu ihrer Ermutigung braucht es Coaches, die sich selbst für das innerbetriebliche Coaching ermutigen – die sich trauen, scheinbare Gewissheiten zu hinterfragen und neue Handlungsoptionen ins Spiel zu bringen. Gegen die eigene Angst des Coaches beim Coaching helfen zumindest vier angstlösende Mittel. Das eine (1) ist eine distanzierende systemische Selbstreflexion: der Versuch, gemeinsam zu verstehen, in welcher innerbetrieblichen, angstauslösenden Gemengelage der Coachee und mittelbar als Zuhörer auch der Coach sich gerade befinden. Angst verringert sich auch, (2) wenn Coaches im Tandem arbeiten (was aber für das Einzelcoaching oft zu aufwendig ist) oder (realistischer) in einer Intervisionsgruppe ihre Fälle besprechen. Helfen kann ferner, (3) wenn der Coach das eigene Unbehagen, vorsichtig dosiert, direkt mit seinem Coachee thematisiert. Viel ist am Ende erreicht, sobald der Coach (4) die innere Freiheit erringt, allzu ängstigende und unbehagliche innerbetriebliche Beratungsaufträge abzulehnen. Das ist nicht jeder Person von Beginn an möglich. Coaches können aber üben, dies mit nicht-kränkenden und plausiblen Begründungen zu tun, und dabei ebenfalls einzubeziehen, warum die Ablehnung auch für den Coachee besser ist.

Die Erfahrungen aus damals ca. zehn Jahren innerbetrieblichen Coachings von Mitarbeiter:innen verschiedener Hierarchiestufen sind im folgenden Aufsatz zusammengefasst.

Schweitzer, J., Bossmann, U., Zwack, J., Hunger, C. (2016). Konfliktsituationen im Coaching. Psychotherapeut, 61 (2), 110–117. doi: 10.1007/s00278-016-0082-7

Detailliert beschrieben wir in diesem Aufsatz neun häufige innerbetriebliche Konfliktlagen nebst den dazugehörigen Risiken für Coach und Coachee, verbunden mit sinnvollen Beratungspraktiken für diese Situationen:

1) *Coaching unter Bewährungsauflage* – ein:e Mitarbeiter:in wird als »letzte Chance« von seinem:ihrem Vorgesetzten zum Coaching geschickt; wenn das nichts nutzt, droht Degradierung.

2) *Betriebliche Traumata* – ein:e engagierte Mitarbeiter:in ist abgemahnt, zurückgestuft, der ursprünglichen Rolle enthoben worden, hat schwere Vorwürfe gegen sich gehört, fühlt sich bedroht oder zur Kündigung gedrängt, und erlebt all dies als traumatisierend.

3) *Mobbing* – eine Führungskraft sucht Rat, weil sie in ihrer Abteilung zwischen zwei nachgeordneten, meist ehrgeizigen Mitarbeitenden Mobbing oder zumindest eine den Betrieb gefährdende Nicht-Kooperation beobachtet.

4) *Niedrigleister* – einzelne Mitarbeiter:innen leisten dauerhaft weniger, als sie leisten sollten, woraufhin ihre Kolleg:innen deren Arbeit mitübernehmen und sich damit überfordern oder darüber beschweren.

5) *Fusionen* – zwei zuvor selbstständige Betriebsteile werden zu einem einzigen zusammengefügt. Dies geht einher mit dem Verlust von wertgeschätzten Sinnverständnissen, Praktiken, individuellen Rollen und Statuspositionen.

6) *Generationswechsel* – ein:e bisherige:r Leistungsträger:in leidet an einer neuen, oft jüngeren, ihm:ihr seit kurzem vorgesetzten Führungskraft, die er:sie als entwertend erlebt.

7) *Reformerleiden* – in einem Betrieb soll eine neu angestellte Person Reformvorstellungen, die sie zwar selbst bejaht, die ihr aber auch von weiter oben aufgetragen worden sind, mit alteingesessenen Kolleg:innen verwirklichen, die dies aber gar nicht schätzen.

8) *Schwache Chefs bzw. Chefinnen* – ein Coachee erlebt seine:n Chef:in als führungsschwach und sucht eine eigene Haltung gegenüber dieser realen oder vermeintlichen Führungsschwäche.

9) *Selbstverschleißung* – eine Arbeitskraft merkt, dass sie die Grenzen ihrer Leistungsfähigkeit überschreitet, ihre Tätigkeit nicht den erwünschten Erfolg hat, mit den Wünschen ihrer Familie oder anderen privaten Interessen konkurriert.

Der für mich wichtigste Teil des Aufsatzes ist sein Schlussteil mit der Überschrift: »Freiheit und aufrechter Gang – auch für Coaches und Psychotherapeuten«. Die Freiheit des Coaches von übermäßiger Angst und von dogmatischer Gedankeneinengung scheint mir ein wichtiger Erfolgsfaktor jeglichen Coachings. Auf dem Boden einer systemisch-dekonstruktivistischen Grundhaltung können dabei folgende allgemeinen Coachingpraktiken helfen

Den Auftrag selbstkritisch klären: Wir fragen uns, erscheint mir als Coach das Vorhaben des Coachees sinnvoll? Halte ich es für erfolgsversprechend, was der Coachee tun soll oder will? Ist Coaching für das geschilderte Problem überhaupt ein geeignetes Lösungssetting? Wenn wir mehrere dieser Fragen mit »Nein« beantworten, sollten wir den Auftrag in der angebotenen Form nicht annehmen, sondern stattdessen versuchen, ihn vielleicht zu transformieren oder ihn mit entsprechender Begründung zurückzugeben.

Nachfragen nach und ideologiekritische Infragestellung von dominanten Begriffen und Diskursen: Wir fragen den Coachee, wann immer wir auf innerbetrieblich genutzte »Modebegriffe« stoßen: »Was genau meinen Sie oder meint Ihr Betrieb mit Begriffen wie Effizienz, Neuaufstellen, Optimieren, Verschlanken oder Synergien nutzen? Von wem stammen diese Begriffe, wer verwendet sie in welcher Absicht? Welche aus Ihrer Sicht positiven oder negativen Handlungskonsequenzen hat dieser Begriff? Wer glaubt an sie und wer nicht?« Durch solche Fragen werden Begriffe verflüssigt, verwandeln sich von Dogmen in Behauptungen, die man akzeptieren, aber auch ablehnen kann.

Eigenes Unbehagen und eigene Unsicherheit wohldosiert ansprechen: Nicht selten erleichtert es Coachees, wenn sie merken, dass auch ihr Coach mit Unbehagen auf von ihnen erzählte belastende Situationen reagiert. Gleiches gilt auch für solche Situationen, in denen ihr Coach eigene Unsicherheiten im Beratungsprozess selbstbewusst thematisiert, entweder im Hinblick auf den Coachee (»Ich bin mir nicht sicher, ob Sie mich nochmal engagieren wollen, wenn ich Ihnen jetzt hierzu Folgendes sage …«) oder unter Berücksichtigung von Vorgesetzten und Kolleg:innen (»Würde Ihr Vorgesetzter die Finanzierung des Coaching einstellen, wenn ich Ihnen Folgendes vorschlage und Sie dies umsetzen würden?«).

Entsolidarisierende Praktiken infrage stellen: Wir Coaches achten auf Prozesse der Personalisierung und der Polarisierung in den Erzählungen des Coachees, thematisieren diese und unterziehen sie einer Überprüfung. Wir fragen, ob der Coachee das einzige Betriebsmitglied mit diesem speziellen Problem ist, ob er sich mit anderen ähnlich Betroffenen schon mal ausgetauscht hat, ob er mal eine Solidarisierung mit ähnlich Betroffenen erwogen oder praktiziert hat. Wenn ja, wozu diese nützlich war und ob sie schadete und unter welchen Bedingungen eine neue Solidarisierung Erfolg versprechend sein könnte.

Geschichten von anderen erzählen: Wir Coaches erzählen, in stark anonymisierter Form, unseren Coachees Geschichten des Gelingens und des Scheiterns aus anderen Beratungsprozessen oder aus dem eigenen Leben, die einen Bezug zur aktuellen Situation des Coachees haben könnten, und fragen nach, was aus diesen Geschichten auch für ihre Lebenspraxis passend sein könnte.

Dem Coachee mit konsequenter Offenheit begegnen: In Einzelfällen bleiben unsere Coachees trotz unserer kritischen und selbstreflexiven Fragen bei Haltungen und Praktiken, die uns als Coach selbst kontraproduktiv oder selbstschädigend erscheinen. Hier verlassen wir in seltenen Ausnahmefällen die vertraute Haltung der Neutralität gegenüber den Ideen des Coachees und sagen offen: »Auch wenn ich normalerweise meinen Klient:innen keine Ratschläge gebe, in diesem Fall glaube ich nicht, dass das gelingen kann. Ich würde die Finger davon lassen.«

21 Systemische Praxis und politisches Engagement: Von der Neutralität zur Positionierung

Zwischen Politik und Beruf

Nach meinem Abitur 1972 hatte ich mich in meiner Studienwahl sehr schwergetan. Ich hatte ein starkes sozialwissenschaftliches und auch praktisch-politisches Interesse. Ich wollte die soziale Welt verstehen und soweit möglich auch positiv beeinflussen, und ich wollte damit auch meinen Lebensunterhalt verdienen. Nach einem Sommerpraktikum bei einer Zeitung begann ich mein Studium zunächst mit Jura im Hauptfach und Sozialwissenschaft im Nebenfach. Mein Desinteresse an den klassischen Fragen des Zivilrechts wie »Wer kann von wem welche Leistungen oder welchen Schadensersatz verlangen?« brachte mich von der Rechtswissenschaft ab; das für mich interessantere Öffentliche Recht kam erst in späteren Semestern dran. Nach einem Jahr wechselte ich zu Psychologie im Hauptfach und blieb bei Jura im Nebenfach. Im Psychologiestudium haderte ich mit dem vergeblichen Versuch dieses Faches, sich als eine Naturwissenschaft zu etablieren und mit naturwissenschaftlichen Methoden kontextunabhängige allgemeine Gesetze aufzustellen. An den Erfolg dieses Vorhabens vermochte ich auch nach Abschluss des Studiums nicht zu glauben. Denn in zehn Semestern lernte ich ganze zwei Gesetze kennen, bei denen das gelungen war: das Weber-Fechner-Gesetz in der Wahrnehmung und die Yerkes-Dodson-Regel zum Verhältnis von Erregung und Leistungsfähigkeit in der Motivationspsychologie. Ich legte – irgendetwas wollte ich ja zu Ende bringen – im November 1978 das Diplom in Psychologie ab, verzichtete aber auf die beiden juristischen Staatsexamina, als ich in Boston im Verlauf meiner Familientherapie-Ausbildung merkte, dass ich diese Abschlüsse für eine interessante Berufslaufbahn in diesem Feld nicht brauchen würde.

Mein Berufsleben habe ich als klinischer Psychologe begonnen. In seiner zweiten Hälfte bin ich dann vermehrt auch als Organisationspsychologe tätig gewesen, ohne die Psychotherapie aufzugeben. Zumindest einmal (1985/86), in der frühen Aufstiegsphase der Partei »Die Grünen«, habe ich überlegt, hauptamtlich in die Politik zu wechseln. Die Freude an meinem Beruf war aber doch zu groß, als dass ich diesen Weg wirklich eingeschlagen hätte. Dementsprechend musste sich mein sozialwissenschaftliches und politisches Interesse eher an den Rändern meines Berufslebens seinen Platz suchen.

Politische Gemeinwesenarbeit und Familientherapie

Als Student in Gießen zwischen 1973 und 1979 war für mich die Projektgruppe Margaretenhütte ein wichtiger Bezugspunkt, fast gleichrangig mit dem Psychologiestudium und meiner langjährigen Wohngemeinschaft. Dieser teils studentische, teils mit Fachkräften arbeitende eingetragene Verein versuchte in einem Stadtrandviertel mit armen, wohnsitzlosen und langfristig erwerbslosen Menschen eine Gemeinwesenarbeit zu praktizieren, die die Lebensqualität im Viertel insgesamt zu bessern suchte. Gleichzeitig arbeiteten ähnliche Vereine in der »Gummiinsel« und dem »Eulenkopf«, Gießener Wohnvierteln mit ähnlicher Sozialstruktur. In Gießen trafen zu dieser Zeit aktivierende Gemeinwesenarbeit und psychoanalytische Familien- und Sozialtherapie aufeinander. Beim zweiten Kongress für Familientherapie 1978, zugleich Gründungskongress der Deutschen Arbeitsgemeinschaft für Familientherapie (DAF), organisierte ich mit drei Kolleg: innen vom Eulenkopf einen Workshop über »Probleme der Familientherapie in sozialen Randsiedlungen«, dessen Erkenntnisse im folgenden Artikel beschrieben sind (Scheer-Wiedemann u.

Schweitzer, 1980). Beim Wiederlesen dieses Aufsatzes im Jahr 2021 bin ich erstaunt, wie aktuell mir vieles daraus weiterhin vorkommt.

Scheer-Wiedemann, G., Schweitzer, J. (1980). Probleme der Familientherapie in sozialen Randgruppen. In W. Dierking (Hrsg.), Analytische Familientherapie und Gesellschaft. Beiträge zur Integration von psychosozialer Therapie und Selbsthilfe (S. 52–62). Weinheim/Basel: Beltz.

Gemeinsam war den Initiativgruppen in Obdachlosensiedlungen dies: »Sie haben es in diesen sozialen Ghettos mit einem ganzen Bündel von materiellen, sozialen und psychischen Problemen zu tun, und sie versuchen, nicht auf die einzelnen Erscheinungsformen isoliert einzugehen, sondern die Ursachen und Bedingungen dieses Elends auf allen Ebenen gemeinsam mit den Bewohnern anzugehen. Dieser Ansatz ist bewusst als Protest gegen die traditionelle, nach Einzelressorts aufgesplitterte und eher verwaltende Sozialarbeit entwickelt worden.«

Wir unterschieden zwischen einem eher am Gemeinwesen orientierten Ansatz, wie ihn die Projektgruppe Margaretenhütte vertrat, und einem eher sozialtherapeutischen Ansatz, wie ihn die Initiativgruppe Eulenkopf propagierte. Der Gemeinwesenarbeits-Ansatz sieht das Randgruppendasein als in erster Linie ökonomisch und politisch verursachtes Phänomen einer »industriellen Reservearmee«, die je nach Konjunkturlage in den Arbeitsprozess integriert oder aus diesem herausgeworfen wird. Viele Bewohner:innen arbeiten untertariflich bei Kleinst- und Mittelbetrieben und halten diese damit konkurrenzfähig. Psychische Probleme werden hier als häufig originelle und ihrer Situation angemessene Überlebenstechniken in einer objektiv schwierigen Realität gesehen – eine Sichtweise, die der systemischen an dieser Stelle ähnelt. Die Bewohner:innen werden als »mündige Bürger:innen«, weniger als »Klient:innen« angesprochen.

Die Initiativgruppen sehen sich als parteiliche Verbündete der Bewohner:innen, kämpfen mit ihnen – notfalls mit konflikthaften Methoden – für eine Angleichung ihres sozioökonomischen Status an den der Arbeiterschaft.

Der sozialtherapeutische Ansatz geht von den psychischen Störungen aus, die Menschen mit dem Absinken ihres sozialen Status zunehmend entwickeln. Sie fühlen sich ohnmächtig und entwertet und sind einer Apathie verfallen, die nur gelegentlich durch Triebdurchbrüche unterbrochen wird. Ihr Randgruppendasein wird durch die Reaktion der Bevölkerungsmehrheit auf das abweichende Verhalten der Randsiedlungsbewohner:innen verursacht: ihre vordergründige »Unmoral« im Umgang mit Arbeit, Geld und Sexualität bedeutet für den:die zu strikter Triebkontrolle erzogene:n Durchschnittsbürger:in einen Angriff auf das eigene, mühsam verinnerlichte Normensystem. Die Gesellschaft reagiert darauf mit einer Sündenbock-Projektion und grenzt die Obdachlosen räumlich und sozial aus. Hinter den scheinbar objektiven Interessen des kapitalistischen Wirtschaftssystems werden die irrationalen Bedürfnisse der Mehrheitsgesellschaft deutlich. Projektgruppenmitglieder sollen sich vor »einseitigen Parteinahmen« hüten, sowohl zugunsten der Bewohner:innen wie auch der Behörden, eher als Vermittler zwischen beiden arbeiten.[16]

Jedoch lässt sich keins dieser Konzepte in Reinform praktisch durchführen. Bewohner:innen müssen psychisch stabilisiert werden, damit sie sich für ihr Gemeinwesen engagieren können. Auch sozialtherapeutische Projekte ergreifen Partei für die materiellen Interessen der Bewohner:innen und nehmen dafür auch Konfrontationen – wenngleich weniger planmäßig als die gemeinwesenorientierten Gruppen – mit der Kommunalverwaltung auf sich. Beide Gruppen verstehen sich nicht als Spezialisten, sondern als Generalisten. Sie warten nicht, bis die Bewohner:innen

16 Diese Position ähnelt, trotz ganz anderer theoretischer Grundlage, in diesem Neutralitätsgebot dem Selbstverständnis heutiger systemischer Praktiker:innen.

auf sie zukommen, sondern sind in der Siedlung präsent, lernen die Probleme im Alltag kennen und greifen sie auf. Sie arbeiten nicht nur in der Siedlung, sondern durch Öffentlichkeitsarbeit und politische Initiativen auch außerhalb.

Im Weiteren beschreibt der Aufsatz das Spektrum der Arbeitsansätze (Einzelfallhilfe, Gruppenarbeit, Gemeinwesen-Aktionen) und deren enge Verzahnung. Familientherapie als gelegentliche Intervention drängt sich im Siedlungsalltag von selbst auf. Bedürfnisse nach therapeutischem Kontakt werden beiläufig formuliert, »man müsse mal mit jemandem reden«, oft auf Festen oder in der Kneipe, wenn der Alkohol eine gewisse Hemmung gemildert hat. Es wird auch überlegt, ob und wie die Initiativgruppen für Bewohner:innen den Zugang etwa zu Beratungsstellen vereinfachen könnten. Ein ausführliches Fallbeispiel illustriert das Gesagte.

Zum Zeitpunkt des Kongresses und Artikels spielte die Kontroverse zwischen psychoanalytischer und systemischer Familientherapie noch keine prominente öffentliche Rolle, dies änderte sich ab 1982.

Ökologische Politik als Interaktionsprozess

1991 hatte ich die großartige Gelegenheit, in Heidelberg zusammen mit Arnold Retzer und Hans Rudi Fischer den schon in Kapitel 7 beschriebenen Kongress mit 2.200 Teilnehmenden unter dem Titel »Das Ende der großen Entwürfe und das Blühen systemischer Praxis« mitzugestalten. In jenen Jahren besetzten Vertreter:innen der Ökologiebewegung auf der politischen Ebene erstmals wichtige und führende Ämter in Umweltministerien, Ärztekammern und Rathäusern. In welchen Beziehungsformen würden sie ökologische Zielsetzungen und Inhalte im politischen Alltag umzusetzen versuchen? Der Kongress bot mir und Arist von Schlippe als Co-Moderator die Gelegenheit, der niedersächsischen Umweltministerin Monika Griefahn, dem Berliner Ärztekammerpräsidenten

Ellis E. Huber und der Heidelberger Oberbürgermeisterin Beate Weber dazu Fragen zu stellen, zu denen zwei Systemiker:innen dann nachhakten und im Sinne eines Reflecting Teams das Gesagte kommentierten, Rosmarie Welter-Enderlin aus Zürich und Gunthard Weber aus Heidelberg.

Schweitzer, J. (1992). Ökologische Politik als Interaktionsprozess. In J. Schweitzer, A. Retzer, H. R. Fischer (Hrsg.), Systemische Praxis und Postmoderne (S. 346–367). Frankfurt a. M.: Suhrkamp.

Bei Umweltministerin Monika Griefahn, die zuvor als Aktivistin bei Greenpeace tätig gewesen war, standen neue Arbeitsformen in und zwischen Ministerien im Mittelpunkt ihrer Agenda, die der traditionell »versäulten« und unbeweglichen Verwaltungsstruktur entgegenwirken sollten: Jour Fixes als feste Treffen zwischen einzelnen Minister:innen neben der Kabinettsrunde; ministeriumsinterne Workshops; Runde Tische oft vor Ort an umweltpolitischen Brennpunkten; Aufklärungs- und Informationskampagnen. Auch Mediator:innen wurden engagiert. Diese Gesprächsformate erscheinen zunächst kostenintensiv und langsam, ersparen aber spätere Gerichtskosten und Fehlplanungen.

Bei Ärztekammerpräsident Ellis Huber ging es zunächst um Sprache. »Eine alternative Ärztekammer traut sich zu, die Definitionsmacht zu übernehmen, auch wenn es um klassische Begriffe geht.« Huber sagte, er »leite eine Art Dialoginstanz zwischen Öffentlichkeit und Ärzteschaft«. Neue Labels fielen ihm und seinen Leuten oft ein. Die Einführung einer Bürgersprechstunde der Berliner Kammer stand unter dem Motto: »Berliner – helft euren Ärzten, ihre Arbeit besser zu machen.« Eine weitere Kampagne lief unter dem Motto »Stepptanz statt Valium« (wobei Stepptanz für Bewegung als Prävention stand).

Die Heidelberger Oberbürgermeisterin Beate Weber, zuvor Abgeordnete im Europäischen Parlament, beschrieb zunächst, wie sie Systemzusammenhänge kontraproduktiver Entwicklungen aufdeckte und bewusst machte. Das für mich beeindruckendste Beispiel hierfür war die Strahlenbelastung bei medizinischer Behandlung durch Röntgenstrahlen. »Ich stellte völlig fassungslos beim Anschauen der Unterlagen fest, dass in einigen Ländern der EU die Röntgenaufnahmen immer weniger wurden, die Leute aber genau so gesund oder krank waren wie bei uns, während die Röntgenaufnahmen bei uns [...] immer mehr wurden. Dann habe ich [...] den Schlüssel gefunden, nämlich die Gebührenordnung. Da gab es offensichtlich ein Abrechnungssystem, das für Röntgen viel, für andere medizinische Leistungen wenig Honorierung vorsah. Dieses System funktionierte ausgesprochen effektvoll.«

Ökologische Politik als Interaktionsprozess ließ sich am Ende durch vier Merkmale kennzeichnen:

1) Sie versucht vor jeder größeren Entscheidung die komplexen Zusammenhänge des Problems und die Neben- und Fernwirkungen verschiedener Entscheidungen abzuschätzen.

2) Entscheidungen werden möglichst nicht administrativ »durchgedrückt«, sondern in Zusammenkünften mit kompetenten Konfliktbeteiligten verbindlich vorbereitet.

3) In Regierung und Verwaltung erprobt sie Formen und Kanäle der Zusammenarbeit, die zum Teil quer zu den klassischen Ressorts liegen.

4) Sie erzeugt politischen Druck in Form von Kampagnen, die komplexe Zusammenhänge und Handlungsaufforderungen in prägnanten Slogans komprimiert und in Medien so präsentiert, dass Nachdenken und Empfindung, Analyse und Handlung darin zusammenkommen.

Gesellschaftspolitik in den systemischen Verbänden

1997 wurde ich in den Vorstand der Deutschen Arbeitsgemeinschaft für Familientherapie (DAF) gewählt, einer der beiden Vorgängerverbände der DGSF. Ein Jahr später wollte ich auf deren Jahrestagung in Aachen an einem Beispiel erproben, ob sich Familientherapeut:innen zu einem aktuellen Thema auf eine gemeinsame politische Position würden verständigen können. Aktuell stand damals eine gesetzliche Erlaubnis zur Verlängerung der Ladenöffnungszeiten bevor: an Donnerstagabenden von 18.30 auf 20.00 Uhr und an Samstagen von 13 auf 18 Uhr. Ich persönlich war, auch aus familienpolitischen und jugendhilfefachlichen Gründen, gegen diese Änderung, da sie es den vielen im Einzelhandel beschäftigten Müttern minderjähriger Kinder noch schwerer machen könnte, ihre Familien zusammenzuhalten und ihre Kinder angemessen zu beaufsichtigen. Mein Experiment scheiterte, soweit es meine eigene verlängerungskritische Zielsetzung betraf: Die Mehrzahl der Workshop-Teilnehmer:innen war begeistert, Donnerstagabend und Samstagnachmittag selbst länger einkaufen zu können. Die Übereinstimmung war geringer, als ich gedacht hatte.

Weit später, ab 2012, versuchte ich gemeinsam mit Vorstandskolleg:innen (insbesondere Michaela Herchenhan, der familienpolitischen Sprecherin) zu erkunden, ein wie umfangreiches und intensives allgemein-gesellschaftspolitisches Engagement in einem großen Verband wie der DGSF möglich sein könnte. Dazu gründeten wir ein »Forum Gesellschaftspolitik«, in dem sich ein Stamm von etwa 20 Mitgliedern engagierte. Wichtige Meilensteine in der Arbeit dieses Forums waren mehrere Stellungnahmen zu aktuellen Themen, etwa zur Flüchtlingspolitik und zu den Sanktionen im Hartz-IV-Bereich, die Verabschiedung eines Papiers mit sieben gesellschaftspolitischen Grundwerten (2016), zwei DGSF-Jahrestagungen mit stark gesellschaftspolitischen Inhalten (in Frankfurt 2016 und in München 2017) sowie die Herausgabe eines Sonderheftes der Verbandszeitschrift »Kontext« (2018, Heft 4). Der folgende Aufsatz vermittelt einen Einblick in damit verbundene offene Fragen.

Schweitzer, J. (2018). Psychotherapeuten als gesellschaftspolitische Akteure: den Sinn für das Mögliche erweitern. In E. Brähler, W. Herzog (Hrsg.), Sozialpsychosomatik. Das vergessene Soziale in der Psychosomatischen Medizin (S. 84–95). Stuttgart: Schattauer.

Was hat Systemische Therapie mit Politik zu tun? Historisch gesehen fielen die frühen Boomjahre der Systemischen Therapie zeitlich in den USA mit der Bürgerrechtsbewegung, in Deutschland mit der Friedens- und Ökologiebewegung zusammen. Prominente Familientherapeut:innen arbeiteten damals mit unterprivilegierten, armen Familien und Randgruppen, mit Migrant:innen, mit stigmatisierenden und oft zum sozialen Abstieg führenden Störungen wie Schizophrenie, Drogen- oder Alkoholabhängigkeit. Die Deutsche Arbeitsgemeinschaft für Familientherapie (DAF) artikulierte Ende der 1970er Jahre einen – freilich nicht allzu präzisen – gesellschaftspolitischen Anspruch und grenzte sich damit von anderen Therapierichtungen ab. In Gregory Batesons Konzept der zirkulären Kausalität ist implizit ein Bewusstsein enthalten, dass wir Menschen stets zugleich Opfer und Täter unserer Verhältnisse sind. Themen wie Unterdrückung und Ungleichheit wurden allerdings erst viel später, z. B. in der feministischen Therapie, in narrativ-dekonstruktionistischen Therapieansätzen und in der neuseeländischen Bewegung für eine »Gerechte Therapie«, artikuliert.

Die Frage, ob das systemische Denken ein Modell für politisches Analysieren und Handeln anbietet, will ich so beantworten: Traditionelle politische Positionierung folgt typischerweise einer Entweder-oder-Logik: Man ist für ein Anliegen A und damit zugleich gegen das jeweilige Anliegen B; beim politischen Gegner ist es genau umgekehrt. Dem systemischen Denken liegt hingegen eine bewusst ambivalente Sowohl-als-auch-Positionierung näher. Es weiß um die zuweilen guten Nebenwirkungen schlechter Absichten und um die oft schlechten Nebenwirkungen guter Absichten. Die politische Gegenseite wird im systemischen Denken für ein zu respektierendes Element des eigenen Ökosystems angesehen. Und man erzieht sich, auch den eigenen Lieblingsideen ein wenig zu misstrauen.

Erst nach vielen Anläufen gelang es, sich bei den DGSF-Mitgliedern in einer Umfrage direkt zu erkundigen, welche Form der Beschäftigung mit Gesellschaftspolitik im Verband sie sich wünschen. Eine DGSF-Mitgliederbefragung Ende 2020 zeigte eine deutliche Präferenz für eine solche Sowohl-als-auch-Positionierung bei den Befragten: Ja, man wolle, dass der Verband sich politisch positioniere. Aber nein, dies solle nicht einseitig und nicht parteipolitisch unausgewogen sein.

Im Sommer 2021 habe ich nach acht Jahren mein Engagement als gesellschaftspolitischer Sprecher der DGSF beendet. Kompetente jüngere Kolleg:innen (Daniela Fritzsch, Frank Baumann-Habersack, Marlies Hinderhofer) führen diese Arbeit weiter. Mein Fazit nach diesen acht Jahren ist: Die DGSF wäre mit einem kraftvollen gemeinsamen Auftreten für strittige gesellschaftspolitische Forderungen angesichts ihrer internen Heterogenität überfordert. Die gesellschaftspolitischen Gemeinsamkeiten und die Bereitschaft zu gemeinsamen politischen Aktionen nach außen habe ich anfangs überschätzt. DGSF-Mitglieder suchen und schätzen in der DGSF den politischen Diskurs, aber nicht die Kampagnen – allenfalls wenn deren Themen nahe an der eigenen Fachlichkeit liegen.

Die DGSF kann aber Forderungen beitreten, die von befreundeten Organisationen bereits artikuliert wurden, und diese mitverfolgen. Insbesondere vermag sie für interne meinungsbildende Diskussionen innerhalb des Verbandes Gelegenheiten zu schaffen – dies auch bei sehr strittigen Themen. Aus solchen Diskussionen wiederum (dies geschah z. B. beim Klimathema) können sich Subgruppen bilden, die eigene starke Initiativen starten.

22 Probleme und Lösungen als Gemeinschaftsleistungen (2012 bis 2014)

Etwa ab 2014 wurde meine berufliche Tätigkeit etwas ruhiger. Die Frequenz an neu initiierten Projekten ließ nach und das Rückwärtsschauen auf früher Getanes nahm zu. Ich durfte mich über zwei besondere Ehrungen freuen: einen »Distinguished Contributions to Family Theory and Practice Award« von der American Family Therapy Academy, verliehen in Denver (USA) 2016, sowie einen »Contribution to Research in the Field of Family Therapy and Systemic Practice Award« von der European Family Therapy Association, vergeben in Neapel (Italien) 2019. Dankbar war ich auch für einen mir gewidmeten Sammelband (Zwack u. Nicolai, 2014) sowie ein mir stellvertretend für das ganze SYMPA-Projekt gewidmetes Themenheft »Psychische Gesundheit als Gemeinschaftsleistung« der Fachzeitschrift »Familiendynamik« im Jahr 2022, dessen Zustandekommen sich Christina Hunger-Schoppe und Rieke Oelkers-Ax verdankt.

In dieser meiner letzten aktiven Zeit suchte ich nach einem kurzen Begriff, der den für mich wichtigen Kern »des Systemischen« alltagssprachlich möglichst klar und einfach ausdrückt. Ich kam auf das Wort »Gemeinschaftsleistungen«. Die Schaffung von Problemen ist fast immer eine Gemeinschaftsleistung, ebenso wie deren Lösung fast immer eine Gemeinschaftsleistung ist. Psychotherapie und Soziale Arbeit sind Gemeinschaftsleistungen. Forschung ist eine Gemeinschaftsleistung – besonders Forschung zur Systemischen Therapie. Dem wird zunächst fast jede und jeder zustimmen, insofern mag der Slogan trivial sein. Wenn man aber bei der Analyse von Problemen und bei der Suche nach Lösungen konsequent die dafür möglichen und erforderlichen Gemeinschaftsleistungen sucht und mit Ausdauer entwickelt – dann wird dies einen bedeutsamen Unterschied machen. Beim Lesen der beiden letzten Artikel können Sie, liebe Leserin, lieber Leser, prüfen, ob Sie dies überzeugt.

Den ersten Beitrag (Schweitzer, 2012) schrieb ich, um junge Kolleg:innen zu ermuntern, auch in einem scheinbar ressourcenarmen Forschungsumfeld mit weitem Blick auf die Suche nach Ressourcen zu gehen. Indem ich darstellte, wie unterschiedlich große, unterschiedlich komplexe, unterschiedlich ausgestattete Forschungsprojekte jeweils ganz andere Formen von Gemeinschaftsleistungen erfordern, aber auch ermöglichen, wollte ich zu einer solchen Ressourcensuche anspornen.

Schweitzer, J. (2012). Systemische Forschungsprojekte als Gemeinschaftsleistungen. In M. Ochs, J. Schweitzer (Hrsg.), Handbuch Forschung für Systemiker (S. 449–458). Göttingen: Vandenhoeck & Ruprecht.

Der Aufsatz beginnt bei meiner Promotion »Therapie dissozialer Jugendlicher« (Schweitzer, 1987a, s. a. Kapitel 3). Bei diesem Forschungsprojekt waren die Akzeptanz und Unterstützung durch meine Kolleg:innen auf Station und durch meinen Klinikchef zur Durchführung der Rundtischgespräche sowie die Unterstützung meiner beiden Doktorväter als externer Doktorand, zumal in einem anderen als meinem Studienfach, am wichtigsten. Dann beschreibe ich die kleineren gemeindepsychiatrischen Praxisforschungsprojekte, die in »Die unendliche und die endliche Psychiatrie« dargestellt sind (Schweitzer u. Schumacher, 1995). Hier bestand die Gemeinschaftsleistung darin, dass zahlreiche Praktiker:innen der Gemeindepsychiatrie sich zu je einjährigen Supervisionsforschungsseminaren im Kontext der »Internationalen Gesellschaft für Systemische Therapie« (IGST) zusammenfanden und wir ihre zahlreichen Praxisfälle unter der speziellen Perspektive der Prävention von Chronifizierungsprozessen gemeinsam auswerten konnten. Zudem hätte ich ohne Co-Herausgeber Bernd Schumacher das Buch zum damaligen Zeitpunkt nicht zu Ende redigieren können. Für meine Habilitation »Gelingende Kooperation« (Schweitzer, 1998) gelang es mir, Studierende zu finden, die Themen für ihre Abschlussarbeiten suchten. Meine Aufgabe war, mein Gesamtprojekt in Unterprojekte zu gliedern, diese einzelnen Studierenden oder Doktorand:innen zuzuteilen und die Teilstudien am Ende in die Habilitationsschrift zu integrieren, sowie sie dabei zu unterstützen, ihre psychologischen Diplomarbeiten fertig zu schreiben.

Drittmittel konnte ich erstmals für die Pionierstudie zur »Systemischen Organisationsentwicklung in psychiatrischen Einrichtungen« (später beschrieben in Schweitzer, Nicolai u. Hirschenberger, 2005) bei der Heidehof Stiftung einwerben und damit die Kolleginnen Liz Nicolai, Nadja Hirschenberger und Jimena Bernales einstellen. Hinzu kam die Zusammenarbeit mit den beiden Chefärztinnen Cornelia Oestereich und Beate Baumgarte sowie dem Chefarzt Bernward Vieten, die Teile ihrer Kliniken für das Projekt begeisterten. Für »Die Wirksamkeit der systemischen Therapie« (von Sydow et al., 2008) waren internationale Kontakte, zuletzt vor allem nach China erforderlich, die es über Vermittlungsprozesse in der American Family Therapy Academy (AFTA) und der Deutsch-Chinesischen Akademie für Psychotherapie (dcap) herzustellen gelang. In unserem Viererteam, bestehend aus von Sydow, Beher, Retzlaff und Schweitzer, war meine spezielle Rolle, die zuweilen kontroversen Positionen im Forscherquartett zu moderieren. Die Zusammenarbeit mit den Dachverbänden DGSF und SG half, unsere Studie in den wissenschaftspolitischen Prozess einzuspeisen. In den Projekten »Die Wirksamkeit von Systemaufstellungen« (Weinhold et al., 2013, 2014) und »Systemische Therapie vs. Kognitiv-Behaviorale Therapie bei Sozialen Ängsten« (z. B. Schweitzer et al., 2020) entwickelten sich Konflikte um Erstautorenschaften und andere individuelle Nutzungen gemeinsamer Forschungsergebnisse. Hier konnte ich beobachten, wie das Konkurrenzprinzip in Publikationsprozessen Zusammenarbeit oft der Gefahr des Rivalisierens aussetzt, was ich als Projektleiter manchmal, aber nicht immer verhindern konnte.

Am Ende fasste ich meine Erfahrungen mit »Forschung als Gemeinschaftsleistung« in fünf Thesen zusammen:

1) Forschung ist Beziehungsarbeit: Sie braucht Kontaktpflege, Verständnis für unterschiedliche »innere Buchhaltungen« der Beteiligten sowie möglichst klare Kontrakte.

2) Das Geld kommt zu den Ideen – allerdings nicht immer und nicht immer gleich: Zunächst braucht es eine begeisternde Idee, dann engagierte Mitstreiter:innen, als Nächstes einen förderlichen institutionellen Kontext und schließlich auch das Geld.

3) Der Kontext der Forschung muss stimmig gemacht werden: Die Vorbereitung und Einrichtung eines geeigneten Kooperationskontextes braucht oft genau so viel Zeit wie die Forschung selbst.

4) Jeder Forschungstyp braucht andere Gemeinschaftsleistungen: Aktionsforschung benötigt andere Gemeinschaftsleistungen als quasi-experimentelle Studien, Selbstevaluation andere als Grundlagenforschung, quantitative Forschung andere als qualitative.

5) Es lohnt, Forschung (besonders hypothesenprüfende Forschung) so genau wie anfangs möglich vom Ende her zu denken: Was soll am Ende herausgefunden, veröffentlicht, bewirkt sein?

Auch für Therapieprozesse kann der Gedanke der Gemeinschaftsleistung lohnend sein. Die Lindauer Psychotherapiewochen 2013 standen unter der Überschrift »Kultur« und ich durfte den Vortrag »Heilung als Gemeinschaftsleistung. Ein Blick auf kollektive Psychotherapiekulturen« halten, der ein Jahr später in einer Fachzeitschrift veröffentlicht wurde.

Schweitzer, J. (2014). Heilung als Gemeinschaftsleistung. Ein Blick auf kollektive Psychotherapiekulturen. Psychotherapeut, 59 (2), 82–88.

In dem Aufsatz und dem ursprünglichen Vortrag betrachte ich die Systemische Therapie als einen speziellen Fall von kollektiven Heilungskulturen und rücke drei Ansätze innerhalb der Systemischen Therapie in den Blickpunkt, die diese kollektiven Aspekte besonders betonen:

1) Alle ökosystemischen Arbeitsformen wie Netzwerktherapien, die Verknüpfung von Therapie und Gemeinwesenarbeit und moderne multisystemische, multidimensionale und Mehrfamilientherapien;

2) systemische Gruppentherapien, darunter auch die Systemaufstellungsseminare und

(3) die SYMPAthische Psychiatrie (s. Kapitel 12).

Ferner mache ich Vorschläge, wie auch psychodynamische Therapeut:innen, die bei dem ursprünglichen Zielpublikum der Lindauer Psychotherapietage das Gros der Besucher:innen stellen, Einzel- und Mehrpersonentherapien gut miteinander kombinieren können.

Ich habe später in einem Interview mit Barbara Bräutigam für die Fachzeitschrift »Kontext«, die Auffassung vertreten, dass ich als Spezifikum der Systemischen Therapie das Mehrpersonensetting wichtiger finde als die Erkenntnistheorie – also die Beteiligung wichtiger Menschen an der Problemlösung wichtiger ist als die epistemologische Auflösung problemerzeugender Ideen und Konversationen (Schweitzer u. Bräutigam, 2019). Das mag überspitzt sein, aber ich sehe das nach wie vor so.

23 Man trifft sich meist zweimal (und öfter) – langfristige Weggenoss:innen

In meinem Arbeitsleben gab und gibt es zahlreiche Langzeitbeziehungen, die viele Jahre und manchmal Jahrzehnte überdauert haben und auf die ich in immer wieder neuen Kontexten traf. Die meisten von ihnen sind in diesem Buch als meine Kooperationspartner im Uni-Institut für Medizinische Psychologie, in den Weiterbildungsinstituten IGST und hsi, im Herausgebergremium von »Psychotherapie im Dialog« und im systemischen Dachverband DGSF bereits erwähnt.

Mit einigen dieser wichtigen Partner:innen spielte sich meine Zusammenarbeit auch außerhalb dieser wichtigsten »Heimat-Systeme« ab oder aber weit über diese hinausgehend. Ich will sie hier kurz vorstellen – und bin mir des Risikos bewusst, dass ich hier einzelne wichtige Personen versehentlich auslassse.

Wolf Ritscher begegnete ich 1984 in einem Landesarbeitskreis Sozial- und Gesundheitspolitik der Baden-Württembergischen Grünen. Dort beschäftigten wir uns intensiv mit einem Vorschlag, wie die psychiatrischen Landeskrankenhäuser im Ländle zu kommunalisieren und dann in einem sanften Übergang aufzulösen seien. Später verbrachte Wolf mehrere Sabbaticals an meinen Heidelberger Arbeitsplätzen, wo wir miteinander Co-Therapien mit Paaren und Familien durchführten.

Wolf war bzw. ist eng befreundet mit Helm und Satuila Stierlin. Satuila ist eine bei Jean Piaget in Genf promovierte Psychologin und Paar- und Familientherapeutin mit einem Schwerpunkt auf Mehrgenerationsbeziehungen und der Rolle des Todes in Familien. Vor ca. zehn Jahren sind wir Nachbarn quer über die Straße geworden. Insbesondere die lange Erkrankung von Helm und zuletzt die Zeit nach seinem Tod haben meine Beziehung zu Satuila intensiviert. Das trifft auch auf Mechthild Reinhard zu, eine enge Freundin der Stierlins und grandiose Netzwerkerin, die gemeinsam mit Gunter Schmidt die Systelios-Klinik im Odenwald aufgebaut hat. Wir teilen intuitiv ein recht ähnliches Systemverständnis, das wir allerdings mit sehr unterschiedlichen Worten und Metaphern beschreiben.

Anderer Art, distanzierter und eher in der Rubrik »Kontroversen« angesiedelt, aber bedeutsam und wertschätzend ist für mich der langjährige Kontakt mit Tom Levold. Bei den wichtigsten Streitfragen standen wir fast immer auf anderen Seiten: Wir stritten über Prüfungen in den Weiterbildungsordnungen der Systemischen Gesellschaft, über eine Fusion aller systemischer Verbände, über den Einsatz der Verbände für die Kassenzulassung der Systemischen Therapie und ob Systemiker:innen ihr Vorgehen auch störungsspezifisch darstellen sollten. Zugleich habe ich seine im Netz eingestellte Geschichtswerkstatt, das Onlinemagazin »Systemagazin« und seine vielen guten sozialwissenschaftlichen Vorträge bewundert. Ähnliches lässt sich über Wolfgang Loth sagen, den vielleicht belesensten unter den mir bekannten Systemiker:innen, von dessen Berichten, Rezensionen und Kommentaren ich viel profitiert habe.

Mit Liz Nicolai arbeitete ich in besonders vielen Projekten vertrauensvoll und angeregt zusammen: in der Medizinischen Psychologie, beim Start und im kontinuierlichen Weiterentwickeln des SYMPA-Projektes, im Vorstand des Helm Stierlin Instituts und im Vorstand der DGSF. Daneben haben wir in zahlreichen Workshops und Tagesveranstaltungen systemische Handlungsmethoden weiterentwickelt. All dies mündete in einer intensiven persönlichen Freundschaft.

Auf Ulrike Borst traf ich das erste Mal in ihrer Rolle als Mit-Initiatorin des SYMPA-Projektes. Dieses hat sie als langjährige Praktikerin bodenständig im Psychiatriealltag Schweizer Kliniken verankert. Später lernte ich sie als »Familiendynamik«-Herausgeberin, als Institutsleiterin in Meilen sowie als Vorsitzende der Systemischen Gesellschaft kennen – in all diesen

Funktionen immer geprägt von akademischer Klugheit, starker Durchhaltekraft und uneigennütziger Bescheidenheit.

Cornelia Oestereich war ich anfangs über ein Bulimieforschungsprojekt an der Medizinischen Hochschule Hannover verbunden, später als Nachfolgerin von Arist von Schlippe und als Vorgängerin von Ulrike Borst als Vorsitzende der Systemischen Gesellschaft, und wir teilten und teilen ein Interesse an transkultureller Familientherapie.

Von Gunthard Weber habe ich schon viel geschrieben. In den frühen Jahren war er mein therapeutisches Vorbild. Als »Türöffner« bahnte er mir Wege in die Heidelberger Gruppe, zu Gianfranco Cecchin mit einem weiteren therapeutischen Modell und später zur Heidehof Stiftung als Forschungsförderungseinrichtung. Ohne ihn, seine Ideen und seine Verbindungen hätte das SYMPA-Projekt nicht starten können. Und auch manche meiner Lebensentscheidungen wäre ohne seine Beratung holpriger getroffen worden.

Andrea Ebbecke-Nohlen ist gemeinsam mit mir über mehr als zwei Jahrzehnte im Navigieren innerhalb der Heidelberger Systemikerszene durch dick und dünn gegangen. Wir haben 1989 im Tandem, ab 1994 jeder für sich systemische Weiterbildungskurse in der IGST zu leiten begonnen. Wir haben die Gründung des Helm Stierlin Instituts gemeinsam vorbereitet, durchgezogen und das Institut bis 2010 zusammen durch seine ersten acht Jahre geführt – wobei Andrea als 1. Vorsitzende die Hauptlast der praktischen alltäglichen Arbeit trug und dadurch für mich die Arbeit im hsi überschaubar blieb, wodurch ich mich anderen Projekten wie SYMPA, PID und der Vorstandsarbeit in der DGSF widmen konnte.

Meinen anderen älteren Kollegen aus der Heidelberger Gruppe verdanke ich zahlreiche Anregungen: Hans Rudi Fischer vor allem theoretische, Gunter Schmidt in erster Linie theoriebasiert-praktische, Fritz Simon besonders praxisrelevant-theoretische und Arnold Retzer gleichermaßen Anregungen aus beiden Welten.

Zahlreiche theoriebasierte und praktisch breit anwendbare Ideen sind für mich in der Zusammenarbeit mit den Geschwistern Julika Zwack und Mirko Zwack gereift und zuweilen »serienreif« worden. Beider Klugheit und geistige Schnelligkeit bewundere ich bis heute. Durch Julika lernte ich Angelika Eck kennen, mit der ich ebenfalls in sehr unterschiedlichen Kontexten zusammengearbeitet habe: vom Praktikum 2007 bis zu ihrem Eintritt ins hsi-Team der Lehrenden 2021.

Rüdiger Retzlaff hat mich oft in kleinere, strategisch wichtige Projekte eingeladen. Dazu gehörten Ärzteseminare über »Systemische Beratung in der Medizin« und das Curriculum Kinder- und Jugendlichentherapie im Helm Stierlin Institut. Das umfangreichste, langwierigste und am Ende wirkungsvollste war die Zusammenarbeit in der Expertisegruppe zur Wirksamkeit Systemischer Therapie seit 2003.

Ansgar Röhrbein gehört für mich zu den besonders uneigennützigen, oft an »die anderen« und »das Gemeinwohl« denkenden Kolleg:innen. Diese Haltung hat er im Helm Stierlin Institut vorgelebt und gefördert. Seine »kernige« Art, in der er sich seinen Lieblingsthemen wie der Männerarbeit, der Biografiearbeit und einem so belastenden Thema wie dem Kinderschutz widmet, bewundere ich, ebenso seine Produktivität als Herausgeber zahlreicher hochrelevanter Praxisbücher.

Matthias Ochs unterstützte Arist von Schlippe und mich schon 1995 bei der Literatursuche für unser Lehrbuch. Zwischen 1999 und 2004 berieten und beforschten wir gemeinsam Familien mit einem Kind, das an Spannungskopfschmerzen oder Migräne litt. 2006 bis 2008 arbeitete Matthias kurz auch im SYMPA-Projekt mit. Und ab 2010 hat er als Co-Leiter der Systemischen Forschungstagungen wesentlich zur allmählichen Internationalisierung dieser Veranstaltungen beigetragen.

Rieke Oelkers-Ax wurde mir um die Jahrtausendwende eine geschätzte Schmerzforschungs-Partnerin. Später hat sie das Familientherapeutische Zentrum Neckargemünd (FaTZ) gegründet und mich dort gemeinsam mit Franz Resch in dessen wissenschaftlichen Beirat eingeladen. Dort gab sie mir Gelegenheiten, als Fall- und Teamsupervisor viele neue Formate unter Einbezug der Patient:innen in die Supervisionssitzungen zu erproben.

Frauke Ehlers ist eine dynamische und unerschrockene Organisationspsychologin, nebenher Yogalehrerin und Clownin. Seit sie ab 2005 im Heidelberger Zentrum Psychosoziale Medizin als Geschäftsstellenleiterin zahlreiche Veränderungsprozesse moderierte, lud sie mich als Tandempartner öfter hinzu. Ab 2018 wurde sie in der Leitung der Coaching- und Organisationsentwicklungs-Curricula im Helm Stierlin Institut meine Partnerin und schließlich Nachfolgerin von Carmen Beilfuss und mir. Frauke verdanke ich auch meinen sanften etappenweisen Ausstieg aus meinen Kursleitungstätigkeiten.

Christina Hunger-Schoppe hat zehn Jahre die Zusammenarbeit mit mir durchgehalten bei dem gemeinsamen Versuch, empirische Originalstudien zur Wirksamkeit der Systemischen Therapie zu initiieren und erfolgreich abzuschließen – und hat dabei gleichzeitig den mühsamen Weg bis zu ihrer Habilitation und später ihrer Professur in Witten-Herdecke bis zum Ende beschritten. Für ähnliches Durchhalten, in diesem Fall länger als ich selbst vermocht habe (ich hörte um 2015 damit auf), danke ich unserer Expertisegruppe aus Kirsten von Sydow, Rüdiger Retzlaff, Stefan Beher und Markus Haun.

An Markus Haun und Corina Aguilar-Raab habe ich deren Kompetenz als Forscher:innen immer wieder bewundert und wie sie sich durch die Mühen der gegenwärtigen wissenschaftlichen Publikations- und Antragsprozesse erfolgreich durchgekämpft haben und dabei sehr bodenständig geblieben sind. Mit beiden begann der gemeinsame Weg für mich mit konkreten Projekten (bei Markus in der Langzeitevaluation des SYMPA-Projektes, bei Corina in der Entwicklung des EVOS). Später waren wir im Helm Stierlin Institut bzw. in dessen wissenschaftlichem Beirat im Kontakt.

Meine Viererbande aus Susanne Altmeyer, Michaela Herchenhan, Rainer Schwing und Enno Hermans ist mir weit über meine DGSF-Vorstandszeit hinweg fachlich, verbandspolitisch und freundschaftlich erhalten geblieben. Ich habe viel von ihnen gelernt über Traumatherapie und Atmosphärengestaltung, über Familienpolitik und das Aufblühenlassen neuer Arbeitsgruppen, über Neurobiologie und Netzwerke sowie darüber, wie man im selben Moment an ganz verschiedenen Sachverhalten hochkonzentriert arbeiten kann. Immer zuerst an die Atmosphäre untereinander, das Joining und das Wohlbehagen miteinander zu denken, bevor man in die Inhalte einsteigt – das habe ich vor allem von den beiden Frauen gelernt und profitiere bis heute davon. Allen vier gegenüber empfinde ich viel Bewunderung in ihren Pionierleistungen als Klinikchefin (Susanne Altmeyer), als Institutsleiter (Rainer Schwing), als Pendler zwischen Sozialmanagement und systemischer Fachlichkeit (Enno Hermans) und als die Person, die u. a. die »DGSF-empfohlenen Einrichtungen« zu einer wahren Erfolgsgeschichte hat werden lassen (Michaela Herchenhahn).

Ein neunwöchiger Aufenthalt in Großbritannen im Jahr 2011 festigte bestehende Arbeitsfreundschaften und begründete neue. Das galt am stärksten für Eia Asen und Jim Wilson. Beide sind außerordentlich kreative ideenreiche Familientherapeuten mit Kinder- und Jugendschwerpunkt, die mich noch stärker lehrten, meinen Intuitionen und zuweilen verrückten Ideen zu folgen. Zusammen mit dem ähnlich kreativen New Yorker Schlagzeuger und Paartherapeuten Peter Fraenkel, mit dem ich seit 2002 in engem Austausch stand, wurden sie zum Zentrum meines »Anglo-Netzwerks«. Über Peter intensivierten sich auch meine Kontakte zu zwei langjährigen Herausgebern der für Systemik international wichtigsten Fachzeitschrift »Family Process«, nämlich mit Evan Imber-Black und mit Jay Lebow.

An der Tavistock Clinic lernte ich die Anglo-Inderin Reenee Singh und die Anglo-Dänin Charlotte Burck kennen, die mir zeigten, wie man ein Promotionsprogramm für Praktiker:innen aufbaut, das es den Teilnehmenden erlaubt, mit Fällen aus ihrer Alltagspraxis als Forschungsmaterial zu arbeiten. Peter Stratton aus Leeds führte mich in die britische Forschungsszene ein, brachte mich mit der European Family Therapy Association in engeren Kontakt und half danach, unsere Heidelberger Forschungstagungen zu europäisieren. Die EFTA ist für mich ebenfalls sehr verbunden mit Maria Borcsa, einer charmanten und betriebsamen, international denkenden und wirkenden Kollegin mit Wurzeln in Siebenbürgen.

Margarete Haas-Wiesemann, Doris Biedermann und Fritz Simon verdanke ich ab 1998 die Chance, Systemische Therapie in China zu lehren, und dies in engem Austausch auf gemeinsamen Reisen mit Verhaltenstherapeut:innen (u. a. Hans Lieb) und Psychoanalytiker:innen (u. a. Alf Gerlach). Margarete (genannt »Ma«) und Doris sind Praktikerinnen, gesegnet mit Freundlichkeit und Ausdauer, denen es über viele Hürden hinweg gelang, eine ganze »Deutsch-Chinesische Akademie für Psychotherapie« zu gründen und über Jahrzehnte am Laufen zu halten – und mir damit Einblicke in ganz andere Familienkulturen zu ermöglichen. Unter den chinesischen Kollegen wurden dann der schlaue Zhao Xudong und die ausdauernde Shi Jingyu für mich wichtig – Xudong anfangs (1990–1993) als mein Zimmernachbar in der Mönchhofstrasse 15a, Jingyu 2008 bis 2012 als meine Doktorandin und Übersetzerin unserer Lehrbücher ins Chinesische.

In den letzten Jahren hat ein »blondes Dream Team« (Zitat einer anderen, ebenfalls blonden Mitarbeiterin) aus fünf Kolleginnen die Arbeit der Sektion Medizinische Organisationspsychologie mit mir getragen und ihr Kontur gegeben. Anfangs war das Ulrike Bossmann, die das Konzept »Dilemmakompetenz« im Trialog mit Julika Zwack und mir erfand und erstmal als Training erprobte. Dann kamen Antonia Drews und Marieke Born hinzu. Sie haben zunächst die International Systemic Research Conference 2017 mit Power und Charme (mit-)organisiert – Antonia mit zahllosen guten Ideen und Marieke mit bodenständiger Umsetzungsarbeit. Von dort wechselten sie gemeinsam, sich eine 100 %-Stelle teilend, in das Dilemmakompetenz-Projekt, wo ihnen in vier Krankenhäusern bei der Gewinnung von Teilnehmer:innen traumhafte Rekrutierungsergebnisse für unsere Dilemmakompetenz-Trainings gelangen, ebenso wie ein erfolgreicher Einstieg in ihre eigenen Laufbahnen als Trainerinnen. Janna Küllenberg hat dann mit großer Sorgfalt alle losen Enden des Projektes in fertige Publikationen verwandelt, neben mehreren Artikeln den Herausgeberband »Medizinische Organisationspsychologie für das Krankenhaus« (Küllenberg u. Schweitzer, 2022), den man künftig als eine Art Praxisanleitung für krankenhausinterne Mitarbeiter:inberatung nutzen kann. Quasi nebenher hat sie mit mir eine gesellschaftspolitische Umfrage in der DGSF geplant, durchgeführt, ausgewertet und veröffentlicht. Schließlich hat Kirsten Bikowski den Übergang von einer eher forschungsorientierten Sektion zu einer eher beratungsorientierten Arbeitsgruppe gleichen Namens bewältigt, die sie künftig leiten wird.

Nicht vergessen darf ich meine insgesamt acht Vorgesetzten: sieben Männer, alle Mediziner, und eine Frau, Psychologin. Manche der frühen Chefs sind mir Negativbeispiele dafür gewesen, wie man Menschen nicht leiten sollte. Aber mit zumindest dreien von meinen Führungskräften hat sich eine sehr positive, im Lauf der Zeit dann auch freundschaftliche Beziehung entwickelt: mit Helm Stierlin, Rolf Verres und Beate Ditzen. Alle drei haben mir ihr Vertrauen geschenkt und die Freiheit gelassen, Wissenschaft nach meinem eigenen Gusto zu betreiben. Dass sie oft meinen Rat suchten, hat mir beim Entwickeln meiner eigenen Leitungskompetenzen zusätzlich geholfen.

Nicht nur mit vielen Berater:innen und Therapeut:innen, sondern auch mit zwei Verlegern habe ich die Zusammenarbeit sehr genossen. Ich nenne sie Verleger, weil das so schön klingt, ihre offiziellen Bezeichnungen lauten anders. Das ist zum einen Matthias Ohler vom Carl-Auer-Verlag, in einer Person Sprachphilosoph, Buchhändler, Geschäftsführer und Musiker. Uns hat neben manch anderem auch gemeinsames Singen und Gitarrespielen verbunden. Der andere ist Günter Presting von Vandenhoeck & Ruprecht, der mit hoher Sorgfalt die von Arist von Schlippe und mir geschriebenen Bücher als Dritter im Bunde betreut hat. Mit ihm haben wir auch die uns selbst sehr inspirierende Buchreihe »Leben.Lieben.Arbeiten: systemisch beraten« erfunden und in die Welt gesetzt. Was das hier vorliegende Buch betrifft, ist seine Kollegin Imke Heuer als Lektorin eine weitere wichtige Geburtshelferin geworden.

Diese Aufzählung ließe sich lange fortsetzen. Ich bitte alle um Vergebung, die ich bei dieser Auswahl ausgelassen haben könnte.

24 Blick zurück und nach vorn

Bisher schaute ich in diesem Buch zurück. Sollte ich darüber hinaus auch nach vorn schauen (wo »vorn« auch immer sein mag), dann wäre an dieser Stelle zu prüfen: Ziehe ich selbst aus 45 Jahren beruflicher Vergangenheit irgendwelche Schlussfolgerungen? Wo sehe ich heute bedeutsame psychosoziale Probleme, für die mir ein intensives Engagement einer neuen Generation an Systemiker:innen wünschenswert und lohnend erscheint?

Jüngere Kolleginnen aus meinem Umfeld sowie meine Lektorin Imke Heuer schlugen mir vor, aus meinen Erfahrungen Tipps zu destillieren, die für Kolleg:innen, die erst am Anfang ihrer beruflichen Tätigkeit stehen, nützlich sein könnten. Nach einigem Überlegen kam ich zu dem Schluss, dass das nur sehr begrenzt möglich ist, weil die historischen Kontexte in vielem anders sind, als sie für mich waren, und weil sich damit auch unterschiedliche Freiheitsgrade öffnen oder schließen. Damit die jüngere Leserschaft diese Kontextunterschiede nachvollziehen kann, möchte ich ganz kurz und stichwortartig die gedankliche, materielle und berufliche Situation meiner Generation (Jahrgang 1954) in ihren Entwicklungsjahren schildern, so wie ich sie erlebt habe.

Meine Generation

Als spätes Nachkriegskind oder früher Babyboomer, je nach demografischem Raster, habe ich als kleines Kind den Übergang von der Nachkriegswirtschaft zum Wirtschaftswunder miterlebt. Meine Generation ist an Köpfen zahlreich. Als ich um

1980 ins Berufsleben eintrat, kamen auf eine ausgeschriebene Psychologenstelle sieben Bewerber:innen; noch 1973 war es ein:e Bewerber:in auf vier offene Stellen gewesen. Ob man eine Stelle bekommen würde, war 1980 sehr ungewiss. Vorsicht und ein gewisses Konkurrieren auf dem Arbeitsmarkt waren naheliegend. Meine erste politische Sozialisation vollzog sich als Oberstufenschüler und Student in den 1970er Jahren in einem politisch linken Umfeld, gedanklich vom historischen Materialismus geprägt – frei nach Karl Marx: Das Sein bestimmt das Bewusstsein. Eine zweite politische Sozialisation erlebte ich als junger Berufstätiger in der Friedens- und Ökologiebewegung in den frühen 1980er Jahren und theoretisch gut verträglich mit meiner damaligen Beschäftigung mit dem ökosystemischen Denken. In beiden Phasen waren »Widerstand gegen die Oben« einerseits und »Solidarität unter Gleichen« andererseits angesagte Haltungen: Nicht alles glauben, was man gesagt bekam; nicht alles tun, was einem aufgetragen wurde. Psychologiestudierende der 1970er Jahre sahen sich als rebellisch-kritische Zeitgenossen, während sie Mediziner:innen eine hohe Anpassungsbereitschaft zuschrieben. Diese Unterscheidung und dieses Selbstbild scheinen mir heute nicht mehr aktuell.

Schien bei meiner Studienfachentscheidung 1973 meine künftige Berufslaufbahn noch von periodischer Arbeitslosigkeit bedroht, so trat eine solche Entwicklung aufgrund des mich selbst überraschenden, kontinuierlichen »Psychobooms« nicht ein. Psychologie wurde zu einem beruflichen Feld, in dem man nicht reich werden, aber leidlich gut verdienen konnte, Psychologie wurde von einem letztlich unnötigen »nice to have« zu einer immer unabdingbareren Kernkompetenz. Inzwischen arbeiten Psycholog:innen auch auf Stabsstellen in Banken, in der Automobil- und Chemieindustrie, in Verwaltungen. Dies gilt für Psycholog:innen mit systemischer Weiterbildung vielleicht sogar noch mehr als für andere.

Mit diesen Einschränkungen bezüglich der unterschiedlichen historischen Gegebenheiten, die mir während des

Schreibprozesses und im Gespräch mit jüngeren Kolleg:innen bewusst wurden, folgen nun einige Rückblicke auf das, was meiner beruflichen Entwicklung gutgetan hat, ein kritischer Rückblick auf den Wissenschaftsbetrieb, so wie ich ihn erlebt habe, und schließlich einige vielleicht lohnenswerte Herausforderungen, mit der ich die heute junge Generation systemischer Therapeut:innen und Berater:innen konfrontiert sehe.

Was mir beruflich gutgetan hat

Es hat sich gelohnt, mich mit den etwas schwierigeren Problemen psychosozialer Praxis zu beschäftigen, für die es noch keine Standards, Leitlinien und bewährten Wege gab oder gibt. Dazu rechne ich in meinem Berufsleben beispielsweise die Therapie dissozialer Jugendlicher (1982–1986), die Prävention von Chronifizierungsprozessen in der Gemeindepsychiatrie (1989–1995) und die Gründungsphase von »Psychotherapie im Dialog« (1999–2007). In allen drei Bereichen war mehr Neues zu entdecken als andernorts, da konnten schon sehr kleine Weiterentwicklungen einen bedeutsamen Unterschied machen.

Go to where the action is. Beim Schreiben dieses Buches fiel mir auf, dass wichtige Entwicklungsschritte passierten, wenn ich räumlich und kommunikativ an den dafür richtigen Orten war, – also dort, wo entweder neuartige Entwicklungen geschahen oder wo diesem Platz von außen eine besondere Reputation zugeschrieben wurde. Die schlichten Tatsachen, dass ich im Sommer 1980 »bei Minuchin gewesen war«, dass ich durch meine Tübinger Promotion 1986 zum »Thiersch-Schüler« geworden war und dass ich zweimal (1980/81 und 1989–1991) »mit Stierlin zusammengearbeitet hatte«, verschafften mir zumindest in den ersten zehn Jahren meiner Berufslaufbahn ein positives Fremdbild, schon bevor Menschen mich näher kennengelernt oder (ab 1996) unser Lehrbuch gelesen hatten. Allerdings misslang mir auch oft, dort zu landen, wo die Action war. Luc Ciompi und Reinhart Lempp hatten zwar Arbeitsplätze zu besetzen, aber leider, leider nur für Ärzte, nicht für Psychologen wie mich. Bei Helm Stierlin hätte ich gern schon 1982 (weiter-)gearbeitet, nicht erst 1989 kurz vor seiner Emeritierung. Später habe ich dann versucht, mit anderen zusammen selbst solche Orte des Neuen und des Arbeitens an ungelösten Problemen auf- oder auszubauen, wie z. B. in der Sektion Medizinische Organisationspsychologie, im Helm Stierlin Institut oder in der DGSF.

Beruflich braucht man ein gutes Netzwerk, das zugleich unterstützt und fordert, antreibt und bremst, anerkennt und infrage stellt – so erging es mir. Idealerweise gehörten zu einem solchen Netzwerk nicht nur die engen Vertrauten der eigenen Fachdisziplin, sondern auch einzelne Kolleg:innen anderer Disziplinen,[17] auch konkurrierender Therapie- und Beratungsansätze. Die zwangen mich zum Überprüfen meiner Selbstverständlichkeiten[18] und sie eröffneten mir auch Zugangswege, die mir meine kleinere Szene allein nicht ermöglichte.[19]

Die Produktivität steigt in stabilen und sicheren, idealerweise unbefristeten Arbeitsverhältnissen. Wenn ich sie hatte, und ich hatte sie über viele Jahre hinweg nicht, erhöhten sich meine Möglichkeiten, an Themen kontinuierlich, in existenzieller Ruhe und mit genügend Planungssicherheit weiterzuarbeiten und dranzubleiben. Ich habe nach fünf auf je zwei Jahre be-

17 Für mich waren dies z. B. ein Nephrologe und ein Urologe bei der Lebendorganspende oder zwei Psychodynamische und zwei Verhaltenstherapeuten im Herausgebergremium von »Psychotherapie im Dialog«.

18 Zum Beispiel haben mir gute Verhaltenstherapeut:innen ein positiveres Verständnis von Psychoedukation und von In-vivo-Konfrontation vermittelt; ein besonders guter Psychiater hat meine Wertschätzung gegenüber (meist niedrigdosierten) Psychopharmaka sehr gesteigert; ein psychodynamisch geprägter Forscherkollege zur Arbeitsplatz-Psychosomatik hat mir gezeigt, dass eine recht non-direktive Leitung eines Forschungsverbundes effektiver sein kann als die mir eigene stark strukturierende Leitungspraxis.

19 Meine »hochrangigsten« Publikationen erschienen in nephrologischen Zeitschriften – eine Disziplin, von der ich kaum Ahnung habe.

fristeten Zeitverträgen ab dem Jahr 1997 schließlich gut 25 Jahre in demselben Büro gearbeitet, dem Raum 208 des Heidelberger Institut für Medizinische Psychologie, und bin dort sehr gern so lange geblieben. Sofern der Arbeitsplatz mir auch thematisch Freiheiten und Weiterentwicklungsmöglichkeiten bot, konnte es an ihm interessanter sein als an drei unterschiedlichen, die in allzu schneller Folge abgewechselt hätten und an denen ich eng begrenzte »Auftragsarbeiten« hätte ausführen müssen. Für mich boten meine Angestelltenverhältnisse mehr Ruhe zum Nachdenken und Auswerten von Erfahrungen, während meine freiberufliche Tätigkeit für den Aufbau eines reichhaltigen Netzwerkes wichtiger war. Manchmal konnten zwei sich gut ergänzende, jede für sich hinreichend sichere Teilzeitbeschäftigungen einander auch sehr befruchten.[20] Allerdings war die dafür erforderliche Gesamtarbeitszeit größer als bei nur einem Job, und dies vertrug sich phasenweise schlecht mit dem eigenen Familienleben.

Von der experimentellen Außenseiterposition zum Mainstream kann es rasch gehen. Zunächst chancenlos erscheinende randständige Positionen entwickeln sich unter Umständen in zehn Jahren oder mehr, sicher in dreißig oder vierzig Jahren zur Mehrheitsmeinung.[21] Das passiert häufig schon allein dadurch,

20 Für mich leisteten dies zwei freundlich aufeinander schauende Organisationen, denen ich angehört habe. Mein besonderer Dank gilt Rolf Verres und Beate Ditzen, die als Institutsleitungen der Medizinischen Psychologie diese durch mich operativ betriebene Zusammenarbeit wohlwollend und stimulierend gefördert haben. Und mein Dank gilt meinen Kolleg:innen aus dem Lehrendenteam des Helm Stierlin Instituts, die zuvor oft im Zentrum Psychosoziale Medizin des Universitätsklinikum gearbeitet haben – besonders oft im Institut für Medizinische Psychologie, aber auch im Institut für Familientherapie, in der Klinik für Kinder- und Jugendpsychiatrie sowie in der Psychosomatischen Klinik.

21 In meiner Biografie haben es u. a. die Rundtischgespräche mit dissozialen Jugendlichen, eine verstärkte Kunden- und Anliegenorientierung in Sozialer Arbeit und Jugendhilfe sowie eine nüchtern-effektive Teamsupervision in den Mainstream geschafft und sind zum guten

dass anfangs 30-Jährige zwanzig Jahre später Leitungs- oder Expert:innenpositionen besetzen, mit denen ihre Meinungen und Standpunkte mehr Durchschlagskraft bekommen.[22] Auf dem Weg dahin gilt es durchzuhalten, langfristig zu denken und nicht nur in Fünf-Jahres-Abständen. Mir half dabei aber vor allem, dass sich der Zeitgeist von allein in meine Richtung entwickelte – sofern ich mit dem richtigen Zeitgeist unterwegs war.[23]

Es lohnt sich, mutig Glaubenssätze infrage zu stellen, die einem selbst und anderen das Leben schwer machen. Das ist eine gute Devise für Coaches und Organisationsberater:innen, aber auch für Therapeut:innen und für Wissenschaftler:innen. Wenn mir dies mit mir selbst gelang, dann gelang es mir auch leichter mit meinen Kolleg:innen und meinen Klient:innen.

Kritik des Wissenschaftsbetriebes

Zwischen 1980 und 2022 habe ich in dem mir zugänglichen Wissenschaftsbetrieb einige Entwicklungen beobachtet, die mich vermuten lassen, die heutige Generation an Wissenschaftler:innen habe es schwerer als die meinige.

Zu viele nutzlose Problembeschreibungen, zu wenig nützliche Problemlösungen: Es werden zu viele nutzlose Problembeschreibungen und Problemerklärungen erarbeitet wie, selbstkritisch angemerkt, auch in unseren Projekten »Gut Alt werden in Großbetrieben« und »Zeitdruck in der Herz-

Standard geworden – die Systemische Therapie sowieso. Ich hoffe, dass auch die »SYMPAthische Psychiatrie« und eine qualifizierte systemische Beratung von kürzlich geflüchteten Menschen in nochmal zehn bis zwanzig Jahren dazugehören werden.

22 Für mich waren die Lehrbücher mit Arist von Schlippe, die universitäre Habilitation (beide 1996) und die Vorstandsrolle in der DGSF (2007–2013) Schritte, die meine »Wirksamkeit« plötzlich sehr erhöht haben.

23 Dabei hilft eine gewisse intellektuelle Überheblichkeit – »Le Zeitgeist, cést nous«.

chirurgie«. Das war auch früher schon so, könnte aber noch zugenommen haben. Gleichzeitig werden zu wenig nützliche Problemlösungen entwickelt, man bleibt zu oft bei den Problembeschreibungen stecken. Unsere Projekte »Was macht Ärzte gesund« und »Therapie sozialer Ängste« sind gute, weil nützliche Gegenbeispiele dazu.

In der empirischen Wirksamkeitsforschung (die ich für sehr sinnvoll halte) *ist die dogmatische Einengung auf randomisiert-kontrollierte Studien ein Hindernis.* Das gilt besonders für die Forschung in Organisationen, in denen stabile Rahmenbedingungen nie zu garantieren sind, und in denen insbesondere personelle Veränderungen an der Spitze der Organisation frühere Vereinbarungen mit deren Vorgänger:innen rasch entwerten können. Dies zeigte sich deutlich im SEEGEN-Projekt in Phase II zwischen 2019 und 2022, im Gegensatz zur sehr produktiven ersten Phase 2017 bis 2019, in der wir nicht den Zwängen des RCT-Designs unterlagen.

Kontraproduktive Belohnungssysteme und Zeitstrukturen des Wissenschaftssystems: Die meisten Projekte und ebenso die meisten Zeitverträge der jungen Wissenschaftler:innen sind zeitlich zu kurz angelegt, was eine ungesunde Hektik und zu viele »halbgare« Forschungsergebnisse erzeugt. Die Bewertung von Forschungsergebnissen nach den Impact-Faktoren der Zeitschriften, in denen sie veröffentlicht werden, erzeugt viele frustrierende und unproduktive Korrekturschleifen, im Ergebnis viel Vernichtung menschlicher Arbeitszeit. Das gilt besonders, wenn Zeitschriften auf ihre hohe Ablehnungsquote stolz sind und diese für einen Ausweis an Qualität halten. Die übertriebene Hochbewertung von Erst-Autorenschaften sowie der Zwang, Dissertationen als Einzelarbeiten abzugeben, erschwert es besonders in der Publikationsphase, Forschung als Gemeinschaftsleistung durchzuhalten. Der Geist der negativen Konkurrenz (»entweder du oder ich«) beim Publizieren ist der größte Feind guter wissenschaftlicher Zusammenarbeit.

Lohnenswerte Herausforderungen

Einige Aspekte unserer gesellschaftlichen Situation sehe ich derzeit, Anfang der 2020er Jahre, als besonders herausfordernd und lohnend anzugehen –gerade durch die jetzt jüngere Generation systemischer Therapeut:innen und Berate:innen.

- *Qualifizierung als Gemeinschaftsleistung:* Individuelle systemische Weiterbildung kann viele gute systemische Praktiker:innen heranbilden. Aber damit ist gar nicht gesichert, dass diese in ihren Institutionen auch eine qualifizierte systemische Orientierung des Gesamtsystems auf den Weg bringen. Die »DGSF-empfohlenen systemisch-familienorientiert arbeitenden Einrichtungen« (siehe DGSF-Homepage) sind ein guter Schritt auf diesem Weg, ebenso wie die zunehmende Zahl von Inhouse-Weiterbildungen. Als besonders wertvoll erlebe ich, z. B. in den SYMPA-Weiterbildungen, wenn mehrere regional miteinander arbeitende Einrichtungen sich zu einer »regionalen Multi-inhouse-Weiterbildung« zusammenschließen.
- *Die Überfrachtung der mittleren Lebensjahre:* In den Jahren zwischen 2000 und 2004 habe ich mehrfach den Vortrag »Wider die Überfrachtung der mittleren Lebensjahre« gehalten. Darin habe ich kritisiert, dass unsere Gesellschaft von den 30–55-Jährigen mit Verantwortung für Kinder zu viel gleichzeitig verlangt, insbesondere den Aufbau einer stabilen beruflichen Existenz und vielleicht auch einer wirtschaftlichen Sicherung im Alter und parallel dazu das Betreuen und Aufziehen ihrer Kinder. Und dass sie spiegelbildlich von den unter 30-Jährigen und den über 55-Jährigen zu wenig verlangt. Daran scheint sich bislang nur wenig verändert zu haben – wenn überhaupt, dann vorwiegend durch den demografisch bedingten Mangel an genug jungen Arbeitskräften. Ältere dürfen heute etwas häufiger über das Renteneinstiegsalter hinaus arbeiten. Und zuweilen scheinen Wiedereinstiegsmöglichkeiten von Frauen nach langen Kindererziehungs-

phasen erleichtert zu werden, ebenso wie die Anerkennung ausländischer Ausbildungsabschlüsse. Ich persönlich habe auch das Privileg eines stufenweisen Rückzugs aus dem Arbeitsleben sowie einer »Elder Statesman«-Position in meinen Arbeitsstellen sehr genossen. Aber immer noch erleben sich junge Frauen unter Druck, vor dem ersten Kind immer mehr Berufsqualifizierung sammeln zu müssen. Immer noch fürchten junge Männer, für lange Kindererziehungszeiten vom Arbeitgeber abgestraft zu werden. Immer noch werden älteren Arbeitnehmer:innen Neuqualifizierungen weder zugetraut noch zugemutet. Demografiepolitisch ist das in einer schrumpfenden Gesellschaft eine kontraproduktive Praxis.

- *Demnächst Männerförderung?* Bis heute verdienen Frauen pro Stunde bei gleicher Qualifikation weniger als Männer in vergleichbaren Positionen. Noch immer sind Frauen in Leitungspositionen unterrepräsentiert. Noch immer bleiben Haushalt und Kindererziehung in unangemessenem Ausmaß an Frauen hängen (sprich: sie übernehmen mehr als die Hälfte der Aufgaben). Parallel weisen heute viele andere Indikatoren auf Kompetenz- und Qualifizierungsverluste bei den jüngeren Männern hin, deren längerfristige Auswirkungen schwer abzuschätzen sind. Frauen erzielen in Abitur- und Examensprüfungen bessere Noten, sind unter Medizinstudierenden zunehmend und in Studiengängen der Psychologie und der Sozialen Arbeit extrem überrepräsentiert, besetzen mehr Richterämter etc. Dafür sind Jungen nicht nur im Strafvollzug und in Gewaltpräventionsprogrammen, sondern auch in Förder- und Hauptschulen überrepräsentiert. Möglicherweise wird die Emanzipation des männlichen Geschlechts durch auf sie zugeschnittene Qualifizierungs- und Beratungsangebote eine wichtige Zukunftsaufgabe psychosozialer und pädagogischer Berufe werden.
- *Arm und Reich:* Geht die Reichtumsentwicklung in Deutschland noch weiter auseinander als in den letzten vierzig

Jahren, so ist mit einem Schrumpfen jener traditionellen Mittelschicht zu rechnen, aus der bislang der Großteil sowohl der Beratenden wie auch der Beratenen stammt. Dann werden sich Berater:innen in ihrer Arbeit vermehrt mit den psychosozialen Folgen von Armut, aber auch von Reichtum, zu beschäftigen haben. Sie werden sich außerdem über die wirtschaftliche Lage und Perspektiven ihrer Klientel kundig machen und ihre Interventionen stärker darauf abstimmen müssen. Schon jetzt ist das aktuell bei Familien im Hartz-IV-Bezug der Fall (Kuhnert, 2017).

- *Die postmigrantische Gesellschaft:* Deutschland entwickelt sich langsam, aber recht stetig zu einer immer mehr (post-)migrantischen Gesellschaft. Folgt man El-Mafaalanis (2020) Konzept vom Integrationsparadox, dann wird, je positiver die Integration von Migrant:innen sich entwickelt, auch die Zahl der Alltagskonflikte zunehmen, wenn und weil (Post-)Migrant:innen immer selbstbewusster ihren sprichwörtlichen Teil vom Kuchen einfordern werden. Zugleich wird erfolgreiche Einwanderungspolitik auch den Widerstand von jenen Deutschen ohne Migrationshintergrund verstärken, die sich vom sozialen Abstieg bedroht fühlen, und zu Xenophobie und Rechtsradikalismus beitragen (Koppetsch, 2019). Mehr und gut durchdachte gesellschaftliche Bearbeitung von Kulturkonflikten durch Konfliktmediation – vor allem in Kommunen/Regionen, aber auch bei der Polizei und beim Militär sowie rund um die Integration des Islams und des Judentums – scheinen mir in Deutschland wichtig. Es wäre gut, diese Konfliktmediation würde durch Berater:innen-Tandems bestehend aus Deutschen ohne Migrationshintergrund und deutschen Post-Migrant:innen praktiziert. Auch sollten die Fachkräfte in psychosozialen Einrichtungen, Berater:innenteams, Verbänden und Gremien zunehmend die immer diversere Bevölkerungszusammensetzung widerspiegeln.

Literatur

Alinsky, S. D. (1946/1973). Leidenschaft für den Nächsten. Gelnhausen/Berlin: Burckhardthaus-Verlag.

Aponte, H. J. (1976). The family-school interview – An eco-structural approach. Family Process, 15 (3), 303–311.

Auerswald, E. H. (1971). Families, change, and the ecological perspective. Family Process, 15 (3), 263.

Bateson, G. (1981). Ökologie des Geistes. Anthropologische, psychologische, biologische und epistemologische Perspektiven. Frankfurt a. M.: Suhrkamp.

Bateson, G. (1982). Geist und Natur. Eine notwendige Einheit. Frankfurt a. M.: Suhrkamp.

Beck, U., Beck-Gernsheim, E. (1990). Das ganz normale Chaos der Liebe. Frankfurt a. M.: Suhrkamp.

Belbin, R. M. (2003). Management teams. Why they succeed or fail. Oxford: Butterworth Heinemann.

Bock, T. (2003). Umgang mit psychotischen Patienten. Bonn: Psychiatrie-Verlag.

Borduin, C. (2009). Multisystemische Therapie bei antisozialem Verhalten Jugendlicher. Familiendynamik – Interdisziplinäre Zeitschrift für Praxis und Forschung, 34 (2), 236–245.

Born, M. (2021). Zur Bewältigung von Dilemma-Situationen im Krankenhaus. Wie gehen mittlere Führungskräfte mit Ambiguitäten um und lässt sich der Umfang trainieren? Unveröffentlichte Promotion zum Dr. sc. hum., Medizinische Fakultät der Universität Heidelberg.

Bossmann, U., Zwack, J., Schweitzer, J. (2014). Navigieren im Dilemma. Von widersprüchlichen Aufträgen und paradoxen Aufträgen. P & S – Magazin für Psychotherapie und Seelsorge, 4, 24–29.

Bowen, M. (1960). A family concept of schizophrenia. In D. D. Jackson (Ed.), The etiology of schizophrenia. New York: Basic Books.

Bowen, M. (1974). Toward the differentiation of self in one's family of origin. In F. Andres, J. Loris (Eds.), Georgetown Family Symposium papers. Washington, DC: Georgetown University Press.

Cecchin, G., Lang, G., Ray, W. A. (1992). Vom strategischen Vorgehen zur Nicht-Intervention. Familiendynamik – Interdisziplinäre Zeitschrift für Praxis und Forschung, 17 (1), 3–18.

Ciompi, L. (1980). Ist die chronische Schizophrenie ein Artefakt? Argumente und Gegenargumente. Fortschritte der Neurologie und Psychiatrie, 48, S. 237–248.
Ciompi, L. (1982). Affektlogik. Über die Struktur der Psyche und ihre Entwicklung. Ein Beitrag zur Schizophrenieforschung. Stuttgart: Klett-Cotta.
Conen, M. L. (2002). Wo keine Hoffnung ist, muss man sie erfinden. Aufsuchende Familientherapie. Heidelberg: Carl Auer.
De Shazer, S. (1989). Der Dreh. Überraschende Wendungen und Lösungen in der Kurzzeittherapie. Heidelberg: Carl-Auer.
Drews, A. (2021). Dilemma-Kompetenz und seelische Gesundheit von Krankenhausmitarbeitenden: Zwei Studien zu den Möglichkeiten und Grenzen psychosozialer Interventionsprojekte. Unveröffentlichte Promotion zum Dr. sc. hum., Medizinische Fakultät der Universität Heidelberg.
Duhl, F., Kantor, D., Duhl, B. (1973). Learning, space and action: A primer of sculpting. In D. Bloch (Ed.), Techniques of family psychotherapy: A primer (pp. 47–63). New York: Grune & Stratton.
Eck, A. (2012). Arbeitsfähigkeit, Gratifikationserleben, berufliche Ziele und Führungsunterstützung von Ärzten und Pflegekräften im Krankenhaus – Welche Rolle spielt das Alter? Unveröffentlichte Promotion zum Dr. sc. hum., Medizinische Fakultät der Universität Heidelberg.
Elias, N. (1984). Über die Zeit. Frankfurt a. M.: Suhrkamp.
El-Mafaalani, A. (2020). Das Integrationsparadox. Warum gelungene Integration zu mehr Konflikten führt (vollst. überarb. u. erw. Neuausgabe). Köln: Kiepenheuer & Witsch.
Familiendynamik (2022). Themenheft »Psychische Gesundheit als Gemeinschaftsleistung«. Familiendynamik – Systemische Praxis und Forschung, 47 (2). DOI 10.21706/fd-47-2
Fischer, H. R., Retzer, A., Schweitzer, J. (Hrsg.) (1992). Das Ende der großen Entwürfe. Frankfurt a. M.: Suhrkamp.
Foerster, H. von (1993). KybernEthik. Berlin: Merve-Verlag.
Fraenkel, P. (1996). Zeit und Rhythmus in Paarbeziehungen. Familiendynamik – Interdisziplinäre Zeitschrift für Praxis und Forschung, 21 (2), 160–182.
Fraenkel, P. (2011). Sync your relationship, save your marriage. Four steps to getting back on track. New York: Palgrave Mcmillan.
Gergen, K., Gergen, M. M. (2009). Einführung in den radikalen Konstruktivismus. Heidelberg: Carl-Auer.
Glasersfeld, E. von (1994). Einführung in den radikalen Konstruktivismus. In P. Watzlawick (Hrsg.), Die erfundene Wirklichkeit. Wie wissen wir, was wir zu wissen glauben (7. Aufl., S. 16–38). München: Piper.
Grosse Holtforth, M., Grawe, K., Tamcan, Ö. (2004). Inkongruenzfragebogen. Göttingen: Hogrefe.
Haaß-Wiesegart, M., Schweitzer, J. (2004). Psychotherapie-Ausbildung in China. Psychotherapie im Dialog, 5 (4), 407–414.

Häbler, D. von, Montag, C., Lempa, G. (2022). Modifizierte psychodynamische Psychosentherapie. Werkzeuge, Konzepte, Fallbeispiele. Göttingen: Vandenhoeck & Ruprecht.

Hargens, J. (1993). KundIn, KundigE, KundschafterIn. Gedanken zur Grundlegung eines helfenden Zuganges. Kontext – Zeitschrift für Systemische Therapie, 11 (1), 14–20.

Hecker, M. (1983). Die deutsche Nachkriegsfamilie. Lernerfahrungen in einem Familientherapieseminar auf dem Hintergrund der eigenen Familiengeschichte. In E. J. Brunner (Hrsg.), Eine ganz alltägliche Familie. Beispiele aus der familientherapeutischen Praxis von Helm Stierlin, Michael Wirsching, Alex Ammann und Anderen (S. 154–171). München: Kösel.

Herzog, W., Schweitzer, J. (1991). Zwischen Geist und Natur. Was weiß die Forschung über Helm S.? Familiendynamik – Interdisziplinäre Zeitschrift für Praxis und Forschung, 16 (2), 169–175.

Hilzinger, R., Duarte, J., Hench, B., Hunger, C., Schweitzer, J., Krause, M., Fischersworring, M. (2021). Recognizing oneself in the encounter with others: Meaningful moments in systemic therapy for social anxiety disorder in the eyes of patients and their therapists after the end of therapy. PLoS ONE,16 (5): e0250094. https://doi.org/10.1371/journal.pone.0250094

Hunger, C., Hilzinger, R., Klewinghaus, L., Sander, A., Mander, J., Bents, H., Ditzen, B., Schweitzer, J. (2020). Comparing cognitive behavioral therapy and systemic therapy for social anxiety disorder: Randomized controlled pilot trial (SOPHO-CBT/ST). Family Process, 59 (4), 1389–1406. DOI:10.1111/famp.12492

Hunger, C., Schweitzer, J., Hilzinger, R. (2016). Wenn einer keine Angst hat, hat er keine Phantasie. Soziale Ängste, soziale Angststörungen und systemtherapeutische Behandlungsmöglichkeiten. Familiendynamik – Interdisziplinäre Zeitschrift für Praxis und Forschung, 41 (2), 2–15.

Imber-Coppersmith, E. (1983). The family and public sector systems: interviewing and interventions. Journal of Strategic and Systemic Therapies, 2 (3), 38–47.

Imber-Black, E. (1990). Familien und größere Systeme. Im Gestrüpp der Institutionen. Heidelberg: Carl-Auer.

Koppetsch, C. (2019). Die Gesellschaft des Zorns. Rechtspopulismus im globalen Zeitalter. Bielefeld: transcript.

Krähenbühl, V. (1986). Stieffamilien. Struktur – Entwicklung – Therapie. Freiburg im Breisgau: Lambertus.

Kuhnert, T. (2017). Leben in Hartz IV – Armut und Menschenwürde. Göttingen: Vandenhoeck & Ruprecht.

Küllenberg, J. K., Schweitzer, J. (2022). Medizinische Organisationspsychologie für das Krankenhaus. Systemische Beratung in einem herausfordernden Umfeld. Göttingen: Vandenhoeck & Ruprecht.

Lambert, M. J., Burlingame, G. M., Umphress, V., Hansen, N. B., Vermeersch, D. A., Clouse, G. C., Yanchar, S. C. (1996). The reliability and validity of the Outcome Questionnaire. Clinical Psychology & Psychotherapy, 3, 249–258.

Levold, T. (2022). Systemische Geschichtswerkstatt. Ein Archiv zur Geschichte der Systemischen Therapie, Beratung, Supervision und Coaching erstellt von Tom Levold. Zugriff am 15.02.2022 unter https://kumu.io/TomLevold/systemische-geschichtswerkstatt

Liddle, H. (2009). Multidimensional Family Therapy – a science-based treatment system for adolescent drug abuse. In J. Bray, M. Stanton (Eds.), The Wiley Blackwell handbook of family psychology (pp. 341–354). Chichester: Wiley-Blackwell.

Ludewig, K. (1992). Systemische Therapie. Grundlagen klinischer Theorie und Praxis. Stuttgart: Klett-Cotta.

Ludewig, K., Schwarz, R., Kowerk, H. (1984). »Psychotische« Jugendliche und systemische Familientherapie. Familiendynamik – Interdisziplinäre Zeitschrift für Praxis und Forschung, 9 (2), 108–125.

Lutz, W., Böhnke, J. R. (2008). Der »Fragebogen zur Evaluation von Psychotherapieverläufen« (FEP-2). Validierung und Manual. Trierer Psychologische Berichte, 35 (3). Zugriff am 03.03.2022 unter https://www.uni-trier.de/fileadmin/fb1/PSY/tripsyberichte/2008_35_3.pdf

Lyotard, J.-F. (1979/1986). Das postmoderne Wissen. Ein Bericht. Wien: Passagen-Verlag.

Marx, K. (1843–44/1976). Zur Kritik der Hegelschen Rechtsphilosophie. Einleitung. In K. Marx, Werke. Teil: Bd. 1 [1842–1844] (10. Aufl.; S. 378–391). Berlin: Dietz.

Minsel, W.-R. (1974). Praxis der Gesprächspsychotherapie. Grundlagen, Forschung, Auswertung. Wien et al.: Böhlau.

Minuchin, S. (1977). Familie und Familientherapie. Theorie und Praxis struktureller Familientherapie. Freiburg im Breisgau: Lambertus.

Minuchin, S., Montalvo, B., Guerney, B. G., Rosman, B. L., Schumer, F. (1967). Families of the slums. An Exploration of their structure and treatment. New YorK/London: Basic Books.

Manok, N., Huhn, D., Kohl, R. M., Ludwig, M., Schweitzer, J., Kaufmann, C., Terhoeven, V., Ditzen, B., Herpertz, S. C., Herzog, W., Nikendei, C. (2017). Ambulanz für Geflüchtete mit Traumafolgestörungen und psychischen Belastungen in einer Landeserstaufnahmeeinrichtung: Entwicklung, Implementierung und Patientenspektrum. Psychotherapeut, 62, 333–340. https://doi.org/10.1007/s00278-017-0205-9

Mücke, K. (1998). Systemische Beratung und Psychotherapie. Ein pragmatischer Ansatz. Berlin: Mücke, Ökosysteme-Verlag.

Mulfinger, N., Sander, A., Stuber, F., Brinster, R., Junne, F., Limprecht, R., Jarczok, M. N., Seifried-Dübon, T., Rieger, M. A., Zipfel, S., Peters, M., Stiawa, M., Maatouk, I., Helaß, M., Nikendei, C., Rothermund, E., Hander, N., Ziegenhain, U., Gulde, M., Gündel, H. (2019). Cluster-randomised trial

evaluating a complex intervention to improve mental health and well-being of employees working in hospital – A protocol for the SEEGEN trial. BMC Public Health, 19 (1). https://doi.org/10.1186/s12889-019-7909-4
Nagy, E., Wehmeyer, M., Gaese, F., Nicolai, E., Schweitzer, J. (2019). Development of a Direct Aggression and Restriction Observation Checklist (AROC) for routine observation in residential and inpatient services for adults with intellectual disabilities. Journal of Mental Health Research in Intellectual Disabilities, 12 (1–2), 71–93.
Nowotny, H. (1989). Eigenzeit. Entstehung und Strukturierung eines Zeitgefühls. Frankfurt a. M.: Suhrkamp.
Ochs, M., Schweitzer, J. (2003). Systemische Familientherapie bei kindlichen Kopfschmerzen. Psychotherapie im Dialog, 6 (1), 19–26.
Ochs, M., Schweitzer, J. (2006). Kindliche Kopfschmerzen im familiären Kontext. Familiendynamik – Interdisziplinäre Zeitschrift für Praxis und Forschung, 31 (1), 3–23.
Olson, D. H., Sprenkle, D. H., Russell, C. S. (1979). Circumplex model of marital and family systems. Cohesion and adaptability dimensions, family types, and clinical applications. Family Process, 18 (1), 3–28.
Petzold, E. R. (1979). Die Familien-Konfrontationstherapie bei Anorexia nervosa. Entwicklung eines familiendynamischen Therapiemodells. Göttingen: Vandenhoeck & Ruprecht.
Retzer, A. (1992). Familie und Psychose. Zum Zusammenhang von Familieninteraktion und Psychopathologie bei schizophrenen, schizoaffektiven und manisch-depressiven Psychosen; empirische Untersuchungen, familientherapeutische Behandlungsmethoden, Katamnesen. Heidelberg: Habilitationsschrift.
Richter, H.-E. (1963). Eltern, Kind und Neurose. Psychoanalyse der kindlichen Rolle. Stuttgart: Klett.
Richter, H.-E. (1970). Patient Familie. Entstehung, Struktur und Therapie von Konflikten in Ehe und Familie. Reinbek b. Hamburg: Rowohlt.
Richter, H.-E. (1972). Die Gruppe. Hoffnung auf einen neuen Weg, sich selbst und andere zu befreien. Psychoanalyse in Kooperation mit Gruppeninitiativen. Reinbek b. Hamburg: Rowohlt.
Richter, H.-E. (1974). Lernziel Solidarität. Reinbek b. Hamburg: Rowohlt.
Ringelnatz, J. (2015). Joachim Ringelnatz – Gesammelte Werke: 580 Werke auf 2717 Seiten. Neuss: Null Papier Verlag.
Rotthaus, W. (1990). Stationäre systemische Kinder- und Jugendpsychiatrie. Dortmund: Verlag Modernes Lernen.
Scheer-Wiedemann, G., Schweitzer, J. (1980). Probleme der Familientherapie in sozialen Randgruppen. In W. Dierking (Hrsg.), Analytische Familientherapie und Gesellschaft. Beiträge zur Integration von psychosozialer Therapie und Selbsthilfe (S. 52–62). Weinheim/Basel: Beltz.
Schiepek, G. (1999). Die Grundlagen der Systemischen Therapie. Theorie, Praxis, Forschung. Göttingen: Vandenhoeck & Ruprecht.

Schlippe, A. von (1996). Das Auftragskarussell. In H. Schindler (Hrsg.), Unheimliches Heim. Von der Familie ins Heim und zurück?!? Familientherapeutische und systemische Ideen für die Heimerziehung (S. 135–142). Dortmund: Verlag Modernes Lernen.

Schlippe, A. von, Schweitzer, J. (1988). Familienforschung per Fragebogen. Eine epistemologische Kritik am Circumplex-Modell und an den »Family Adaptability and Cohesion Evaluation Scales« (FACES II). System Familie, 1, 124–136.

Schlippe, A. von, Schweitzer, J. (1996). Lehrbuch der systemischen Therapie und Beratung. Göttingen: Vandenhoeck & Ruprecht.

Schlippe, A. von, Schweitzer, J. (2009). Systemische Interventionen. Göttingen: Vandenhoeck & Ruprecht.

Schlippe, A. von, Schweitzer, J. (2012). Lehrbuch der systemischen Therapie und Beratung I. Das Grundlagenwissen (Neuausgabe). Göttingen: Vandenhoeck & Ruprecht.

Schlippe, A. von, Schweitzer, J. (2019). Gewusst wie, gewusst warum. Die Logik systemischer Interventionen. Göttingen: Vandenhoeck & Ruprecht.

Schweitzer, J. (1984). Systemische Jugendpsychiatrie – Zum Umgang mit der gemeinsamen Homöostase von Familie und psychiatrischer Einrichtung. Familiendynamik – Interdisziplinäre Zeitschrift für Praxis und Forschung, 9 (2), 96–107.

Schweitzer, J. (1987a). Therapie dissozialer Jugendlicher. Ein systematisches Behandlungsmodell für Jugendpsychiatrie und Jugendhilfe. Weinheim/München: Juventa.

Schweitzer, J. (1987b). Die Familie-Helfer-Konferenz als systemtherapeutisches Setting. In A. von Schlippe, J. Kriz (Hrsg.), Symposion, Familientherapie, Kontroverses – Gemeinsames. Ein Bericht des 1. Weinheimer Symposions für Familientherapie vom 1.–4.5.1986 in Osnabrück (S. 260–262). Wildberg: Bögner-Kaufmann.

Schweitzer, J. (1987c). Gemeindenahe Psychiatrie in zwei ländlichen Regionen Griechenlands. Spektrum der Psychiatrie und Nervenheilkunde, 16 (6), 252–262.

Schweitzer, J. (1989). Professionelle (Nicht-)Kooperation. Ihr Beitrag zur Eskalation dissozialer Karrieren. Zeitschrift für Systemische Therapie, 7 (4), 247–254.

Schweitzer, J. (1992). Ökologische Politik als Interaktionsprozess. In J. Schweitzer, A. Retzer, H. R. Fischer (Hrsg.), Systemische Praxis und Postmoderne (S. 346–367). Frankfurt a. M.: Suhrkamp.

Schweitzer, J. (1995a). Kundenorientierung als systemische Dienstleistungsphilosophie. Familiendynamik – Interdisziplinäre Zeitschrift für Praxis und Forschung, 20 (3), 292–313.

Schweitzer, J. (1995b). Teamsupervision: Opium für das Volk. In A. Bentner, S. J. Petersen (Hrsg.), Lernkultur, Personalentwicklung und Organisationsberatung mit Frauen (S. 159–170). Frankfurt a. M.: Campus.

Schweitzer, J. (1997a). Systemische Beratung bei Dissozialität, Delinquenz und Gewalt. Praxis der Kinderpsychologie und Kinderpsychiatrie, 46 (3), 215–227.
Schweitzer, J. (1997b). Wie dekonstruiere ich meinen Job? Pflegedokumentation, 50 (8), 7–8.
Schweitzer, J. (1998). Gelingende Kooperation. Systemische Weiterbildung in Gesundheits- und Sozialberufen. Weinheim/München: Juventa.
Schweitzer, J. (2000a). Gelingende Kooperation: Über Selbstreflexion alltäglicher Zusammenarbeit. In M. R. Armbruster (Hrsg.), Misshandeltes Kind – Hilfen durch Kooperation (S. 13–27). Freiburg im Breisgau: Lambertus.
Schweitzer, J. (2000b). Warum die Ablehnung der systemischen Therapie ein Glücksfall war. Nicht veröffentlichter Vortrag auf der Gründungstagung der DGSF in Berlin, September 2000.
Schweitzer, J. (2002). Wie konstruiert man Chronizität? Psychosoziale Umschau, 3, 4–6.
Schweitzer, J. (2004a). Unglücklich machende Familienideale. Ihre Dekonstruktion in der Psychotherapie. Psychotherapeut, 49 (1), 15–20.
Schweitzer, J. (2004b). Der Mann als Gefahrenquelle – Beratungsherausforderungen im postpatriarchalen Zeitalter. Kontext – Zeitschrift für Familientherapie und Systemische Therapie, 35 (2), 171–183.
Schweitzer, J. (2005). Organisationen systemisch in Schwung bringen – einige handlungsorientierte kreative Methoden. Kontext – Zeitschrift für systemische Therapie und Familientherapie, 36 (4), 324–340.
Schweitzer, J. (2006a). Sprechchor. In S. Fliegel, A. Kämmerer (Hrsg.), Psychotherapeutische Schätze. 101 bewährte Übungen und Methoden für die Praxis (S. 183–185). Tübingen: DGVT Verlag.
Schweitzer, J. (2006b). Elterliche Sorgen lindern – Sprechchöre und Zeitreisen in der Elternberatung. In C. Tsirigotis, A. von Schlippe, J. Schweitzer-Rothers (Hrsg.), Coaching für Eltern. Mütter, Väter und ihr »Job« (S. 233–241). Heidelberg: Carl-Auer.
Schweitzer, J. (2009). Hirngespinste systemischer Organisationstheorie. In R. Hanswille (Hrsg.), Systemische Hirngespinste. Neurobiologische Impulse für die systemische Theorie und Praxis (S. 245–260). Göttingen: Vandenhoeck & Ruprecht.
Schweitzer, J. (2012). Systemische Forschungsprojekte als Gemeinschaftsleistungen. In M. Ochs, J. Schweitzer (Hrsg.), Handbuch Forschung für Systemiker (S. 449–458). Göttingen: Vandenhoeck & Ruprecht.
Schweitzer, J. (2013). Die Bewegung der 5000. Unveröffentlichter Vortrag auf der DGSF-Jahrestagung an der Humboldt-Universität zu Berlin.
Schweitzer, J. (2014). Heilung als Gemeinschaftsleistung. Ein Blick auf kollektive Psychotherapiekulturen. Psychotherapeut, 59 (2), 82–88.
Schweitzer, J. (2018). Psychotherapeuten als gesellschaftspolitische Akteure: den Sinn für das Mögliche erweitern. In E. Brähler, W. Herzog

(Hrsg.), Sozialpsychosomatik. Das vergessene Soziale in der Psychosomatischen Medizin (S. 84–95). Stuttgart: Schattauer.
Schweitzer, J. (2019). Von der unendlichen zur allzu eiligen Psychiatrie. Spielräume systemisch-familienorientierter Therapie in psychiatrischen Kliniken in Deutschland – erlebte Veränderungen zwischen 1984 und 2019. Zeitschrift für Systemische Therapie und Beratung, 37 (3), 142–144.
Schweitzer, J., Aguilar-Raab, C., Hunger, C. (2014). Systemveränderungen messbar machen: EVOS und EXIS als neuartige »Systemfragebögen«. Kontext – Zeitschrift für systemische Therapie und Familientherapie, 45 (4), 416–429.
Schweitzer, J., Bossmann, U. (Hrsg.) (2013). Systemisches Demografiemanagement. Wie kommt Neues zum Älterwerden in Unternehmen? Wiesbaden: Springer.
Schweitzer, J., Bossmann, U., Zwack, J., Hunger, C. (2016). Konfliktsituationen im Coaching. Psychotherapeut, 61 (2), 110–117. doi: 10.1007/s00278-016-0082-7
Schweitzer, J., Bräutigam, B. (2019). Ich persönlich halte die Mehrpersonenorientierung für wichtiger als die Erkenntnistheorie. Jochen Schweitzer im Gespräch mit Barbara Bräutigam. Kontext – Zeitschrift für systemische Perspektiven, 50 (2), 193–208.
Schweitzer, J., Herzog, W. (1990). Viel Feind, viel Ehr – Zur Kritik an der Familientherapie. Familiendynamik – Interdisziplinäre Zeitschrift für Praxis und Forschung, 15 (4), 363–375.
Schweitzer, J., Hunger-Schoppe, C., Hilzinger, R., Lieb, H. (2020). Soziale Ängste. Heidelberg: Carl Auer.
Schweitzer, J., Nicolai, E. (2010a). Familien und existenzielle Netzwerke in der Allgemeinpsychiatrie – Lehren aus dem SYMPA-Projekt. Kerbe – Forum für Sozialpsychiatrie, 28 (3), 8–11.
Schweitzer, J., Nicolai, E. (2010b). SYMPAthische Psychiatrie. Handbuch systemisch-familienorientierter Arbeit. Göttingen: Vandenhoeck & Ruprecht.
Schweitzer, J., Nicolai, E., Hirschenberger, N. (2005). Wenn Krankenhäuser Stimmen hören. Lernprozesse in psychiatrischen Organisationen. Göttingen: Vandenhoeck & Ruprecht.
Schweitzer, J., Retzer, A., Fischer, H. R. (Hrsg.) (1992). Systemische Praxis und Postmoderne. Frankfurt a. M.: Suhrkamp.
Schweitzer, J., Reuter, D. (1991). Wenn der Kunde König wäre. Zur Zukunft öffentlich-rechtlicher psychosozialer Dienste. Zeitschrift für Systemische Therapie, 9 (4), 269–275.
Schweitzer, J., Rotthaus, W., Hermans, B. E. (2020). Das Ganze Systemische Feld. Verbandsentwicklung am Beispiel der DGSF. Göttingen: Vandenhoeck & Ruprecht.
Schweitzer, J., Schliessler, C., Kohl, R. M., Nikendei, C., Ditzen, B. (2019). Systemische Notfallberatung mit geflüchteten Familien in einer Erst-

registrierungsstelle. Familiendynamik – Interdisziplinäre Zeitschrift für Praxis und Forschung, 44 (2), 144–154. DOI 10.21706/FD-44-2-144

Schweitzer, J., Schlippe, A. von (2006). Lehrbuch der systemischen Beratung und Therapie II. Das störungsspezifische Wissen. Göttingen: Vandenhoeck & Ruprecht.

Schweitzer, J., Schumacher, B. (1995). Die unendliche und die endliche Psychiatrie. Zur (De-)Konstruktion von Chronizität. Heidelberg: Carl-Auer.

Schweitzer, J., Vukovic, N. (1991). Aus- und Übersiedlerfamilien. Familiendynamik – Interdisziplinäre Zeitschrift für Praxis und Forschung, 16 (1), 63–75.

Schweitzer, J., Weber, G. (1982). Beziehung als Metapher. Die Familienskulptur als diagnostische, therapeutische und Ausbildungstechnik. Familiendynamik – Interdisziplinäre Zeitschrift für Praxis und Forschung, 7 (2), 113–128.

Schweitzer, J., Weber, G., Nicolai, E., Hirschenberger, N., Verres, R. (2000). Besuche mit der Reflexionsliste – Ein Instrument systemischer Organisationsentwicklung in psychiatrischen Einrichtungen. Zeitschrift für Organisationsentwicklung, 19 (4), 40–9.

Seemann, H. (2002). Kopfschmerzkinder – Migräne und Spannungskopfschmerz verstehen und psychotherapeutisch behandeln. Stuttgart Pfeiffer bei Klett-Cotta.

Seidel-Wiesel, M., Schweitzer, J. (2003). Das Heidelberger Beratungskonzept zur Nierentransplantation. Medizinpsychologische Evaluation vor Lebendnierenspende und psychologische Betreuung nach Transplantation. In Y. Erim, K. H. Schulz (Hrsg.), Beiträge der Psychosomatik zur Transplantationsmedizin (S. 129–136). Lengerich: Pabst Science Publishers.

Selvini Palazzoli, Boscolo, L., Cecchin, G., Prata, G. (1980). Hypothesizing – circularity – neutrality: Three guidelines for the conductor of the session. Family Process, 19 (1), 3–12.

Selvini Palazzoli, M., Boscolo, L., Cecchin, G., Prata, G. (1977). Paradoxon und Gegenparadoxon. Ein neues Therapiemodell für die Familie mit schizophrener Störung. Stuttgart: Klett-Cotta.

Selvini Palazzoli, M., Boscolo, L., Cecchin, G., Prata, G. (1978). Paradoxon und Gegenparadoxon. Ein neues Therapiemodell für die Familie mit schizophrener Störung (2. Aufl.). Stuttgart: Klett-Cotta.

Selvini Palazzoli, M., Boscolo, L., Cecchin, G., Prata, G. (1981). Zirkularität, Neutralität, Hypothesenbildung – drei Leitlinien für den Leiter der Sitzung. Familiendynamik – Interdisziplinäre Zeitschrift für Praxis und Forschung, 6, 123–139.

Selvini Palazzoli, M., Cirillo, S., Selvini, M., Sorrentino, A. M. (1991). Die psychotischen Spiele in der Familie. Stuttgart: Klett-Cotta.

Senf, W., Broda, M. (Hrsg.) (1996). Praxis der Psychotherapie. Ein integratives Lehrbuch für Psychoanalyse und Verhaltenstherapie. Stuttgart/New York: Thieme.

Shi, J., Schweitzer, J. (2012). Wie chinesische und deutsche Therapeuten anders »systemisch denken«. Ein Vergleich ihrer Lieblingshypothesen und Lieblingsinterventionen. Familiendynamik – Interdisziplinäre Zeitschrift für Praxis und Forschung, 37 (2), 196–205.

Speck, R. V., Attneave, C. L. (1973). Family networks. New York: Pantheon.

Sperling, E., Massing, A. (1982). Die Mehrgenerationen-Familientherapie. Göttingen: Vandenhoeck & Ruprecht.

Stangier, U., Clark, D. M., Ehlers, A. (2006). Soziale Phobie. Göttingen et al.: Hogrefe.

Sydow, K. von, Beher, S., Retzlaff, R., Schweitzer, J. (2007). Die Wirksamkeit der systemischen Therapie/Familientherapie. Göttingen et al.: Hogrefe.

Sydow, K. von, Beher, S., Retzlaff, R., Schweitzer, J. (2008). Wie wirksam ist systemische Psychotherapie/Familientherapie. Forum Psychotherapeutische Praxis, 8 (1), 20–27.

Sydow, K. von, Retzlaff, R. (2021). Aktueller Stand der Systemischen Therapie: Wirksamkeitsforschung und Implementierung in das deutsche Gesundheitssystem. Psychotherapeut, 66 (6), 469–477.

Szapocznik, J., Williams, R. A. (2000). Brief strategic family therapy: Twenty-five years of interplay among theory, research and practice in adolescent behavior problems and drug abuse. Clinical Child and Family Psychology Review, 3 (2), 117–134.

Weber, G. (Hrsg.) (1990). Carl Auer: Geist or ghost. Merkwürdige Begegnungen. Heidelberg: Auer.

Weber, G. (Hrsg.) (1993). Zweierlei Glück. Die systemische Psychotherapie Bert Hellingers. Heidelberg: Carl-Auer.

Weber, G., Stierlin, H. (1989). In Liebe entzweit. Ein systemischer Ansatz zum Verständnis und zur Behandlung der Magersuchtsfamilie. Reinbek bei Hamburg: Rowohlt.

Wehmeyer, M., Schweitzer, J., Nagy, E., Gaese, F., Nicolai, E. (2020). Erwachsene mit Intelligenzminderung und psychischer Störung respektive problematischem Verhalten: Systemrelevante Strategien zur Reduktion aggressiver Eskalationen. Psychiatrische Praxis, 48 (2), 73–78.

Weinhold, J., Bornhäuser, A., Hunger, C., Schweitzer, J. (2014). Dreierlei Wirksamkeit. Die Heidelberger Studie zu Systemaufstellungen. Heidelberg: Carl-Auer.

Weinhold, J., Hunger, C., Bornhäuser, A., Schweitzer, J. (2013). Wirksamkeit von Systemaufstellungen. Explorative Ergebnisse der Heidelberger RCT-Studie. Familiendynamik – Interdisziplinäre Zeitschrift für Praxis und Forschung, 38 (1), 42–51.

White, M. (2020). Landkarten der narrativen Therapie. Heidelberg: Carl-Auer.

White, M., Epston, D. (1990). Die Zähmung der Monster. Literarische Mittel zu therapeutischen Zwecken. Heidelberg: Carl-Auer.

Willi, J. (1974). Der gemeinsame Rorschach-Versuch. Diagnostik von Paar- und Gruppenversuchen. Bern et al.: Huber.

Wirsching, M. (1988). Krebs im Kontext. Patient, Familie und Behandlungssystem. Stuttgart: Klett-Cotta.

Zwack, J., Bossmann, U. (2017). Wege aus beruflichen Zwickmühlen. Navigieren im Dilemma. Göttingen: Vandenhoeck & Ruprecht.

Zwack, J., Haidacher, C., Thomann, P., Schweitzer, J. (2010). Systemische Teamsupervision in der Psychiatrie. Ein Beitrag zur Burnout-Prophylaxe. PPH – Die Zeitschrift für Psychiatrische Pflege heute, 16 (1), 30–35.

Zwack, J., Mundle, G. (2013). Wie Ärzte gesund bleiben. Resilienz statt Burnout. Stuttgart: Thieme.

Zwack, J., Nicolai, E. (Hrsg.) (2014). Systemische Streifzüge. Herausforderungen in Therapie und Beratung. Göttingen: Vandenhoeck & Ruprecht.

Zwack, J., Nöst, S., Schweitzer, J. (2009). Zeitdruck im Krankenhaus – Individuelle Lösungsstrategien provozieren oft neue Probleme. Arzt und Krankenhaus, 82 (3), 68–75.

Zwack, J., Schweitzer, J. (2013). If every fifth physician is affected by burnout, what about the other four? Resilience strategies of experienced physicians. Academic Medicine, 88 (3), 382–389.

Zwack, J., Zwack, M., Schweitzer, J. (2007). Systemische Teamberatung – Mitarbeiter und Führungskräfte miteinander ins Gespräch bringen. Psychotherapie im Dialog, 7 (3), 267–273.

Zwack, M., Muraitis, A., Schweitzer, J. (2011). Wozu keine Wertschätzung? Zur Funktion des Wertschätzungsdefizits in Organisationen. Organisationsberatung, Supervision und Coaching (OSC), 18, 429–443.

Zum Autor

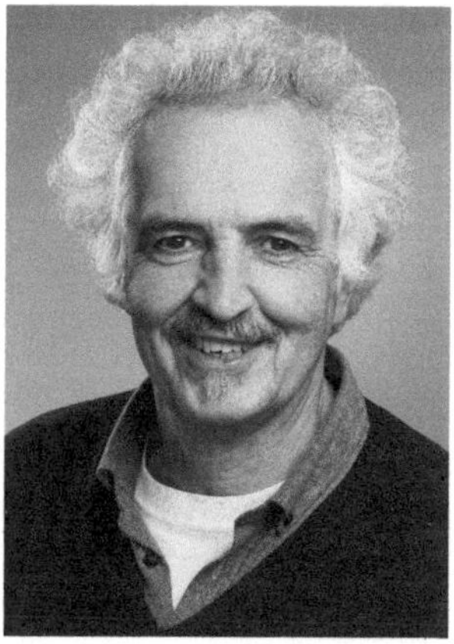

Prof. Dr. rer. soc. *Jochen Schweitzer*, Diplom-Psychologe, ist seit 1979 als Praktiker und Forscher – als Student schon seit 1976 – mit dem Schwerpunkt auf Systemische Therapie und Beratung tätig gewesen. Sein klinischer Fokus lag auf der Familientherapie und der Entwicklung systemischer Konzepte für Psychiatrie, Psychosomatik und Jugendhilfe. Er leitete von 2006 bis 2022 die Sektion Medizinische Organisationspsychologie im Institut für Medizinische Psychologie des Universitätsklinikums Heidelberg, die zum Ort zahlreicher Forschungsprojekte und einer klinikinternen Führungs- und Teamberatung wurde. Jochen Schweitzer war freiberuflich als systemischer Coach und Organisationsberater tätig und lehrte am Heidelberger Helm Stierlin Institut (hsi). Er hat neben dem Helm Stierlin Institut auch die Heidelberger Tagungen für Systemische Forschung sowie die SYMPA-Projekte einer systemisch-familienorientierten Psychiatrie mitbegründet und viele Jahre mitgeleitet. Ferner gehörte er zu den Gründungsherausgebern der Zeitschrift »Psychotherapie im Dialog«. Verbandspolitisch war Jochen Schweitzer seit 1997 aktiv, u. a. von 2007 bis 2013 als Vorsitzender der DGSF. In diesen Rollen und als Forscher war er an der wissenschaftlichen und sozialrechtlichen Anerkennung der systemischen Therapie im Gesundheitswesen wesentlich mitbeteiligt. Von seinen 25 Buchpublikationen ist das zweibändige »Lehrbuch der systemischen Therapie und Beratung«, das er gemeinsam mit Arist von Schlippe bei Vandenhoeck & Ruprecht veröffentlicht hat, hervorzuheben – seit 25 Jahren *das* Standardwerk im Bereich der Systemischen Therapie und Beratung. Aus seinen etwa 250 Buch- und Zeitschriftenaufsätzen hat er über 40 Publikationen, die ihm nachträglich selbst am besten gefallen, in diesem Buch noch einmal aufgegriffen.